Ridică-ți vibrația

Armonizarea cu conștiința superioară

Dan Desmarques

22 Lions

Ridică-ți vibrația: Armonizarea cu conștiința superioară

Scris de Dan Desmarques

Copyright © 2024 de Dan Desmarques. Toate drepturile rezervate.

Nici o parte a acestei publicații nu poate fi reprodusă sau transmisă sub nicio formă sau prin niciun mijloc, electronic sau mecanic, inclusiv prin fotocopiere, înregistrare sau prin orice sistem de stocare și recuperare a informațiilor cunoscut sau inventat ulterior, fără permisiunea scrisă a editorului, cu excepția unui recenzent care dorește să citeze scurte pasaje în legătură cu o recenzie scrisă pentru a fi inclusă într-o revistă, ziar sau emisiune.

Index

Prefață		VII
Introducere		IX
1.	Capitolul 1: Exploatarea adversității pentru a crește	1
2.	Capitolul 2: Navigarea spre succes	5
3.	Capitolul 3: Iluzia soluțiilor rapide	9
4.	Capitolul 4: Înțelegerea frecvențelor energetice	11
5.	Capitolul 5: Înfruntarea negativității	15
6.	Capitolul 6: Canalizarea creativității	19
7.	Capitolul 7: Peisajul energetic al Europei	23
8.	Capitolul 8: Perspectiva străinului	27
9.	Capitolul 9: Dincolo de aparențe	31
10.	Capitolul 10: Regresia vieții anterioare	35
11.	Capitolul 11: Sănătate holistică	39
12.	Capitolul 12: Sensul vieții	43
13.	Capitolul 13: Lecții de pe drum	47
14.	Capitolul 14: Înțelepciune neașteptată	51

15. Capitolul 15: Acceptarea diversității   55

16. Capitolul 16: Prezența demonică   59

17. Capitolul 17: Viitorul omenirii   61

18. Capitolul 18: Tragerea de concluzii valide   65

19. Capitolul 19: Observarea și judecata   69

20. Capitolul 20: Tehnologia și conștiința   73

21. Capitolul 21: Odiseea trezirii   77

22. Glosar   81

23. Cerere de recenzie de carte   83

24. Despre autor   85

25. Scris tot de autor   87

26. Despre editor   95

Prefață

Această carte provocatoare oferă o perspectivă unică asupra dezvoltării personale, relațiilor și înțelegerii noastre asupra lumii din jurul nostru. Bazându-se pe o bogată experiență de viață și pe cercetări aprofundate, autorul împărtășește perspective puternice despre modul în care provocările ne pot transforma viața și ne pot conduce către un succes mai mare. Cu accent pe practicile holistice, cititorii vor învăța cum să își acceseze propriul adevăr interior și să își ridice vibrația. Dar această carte nu este doar despre îmbunătățirea personală - autorul aprofundează, de asemenea, unele dintre cele mai dificile probleme cu care se confruntă omenirea astăzi, oferind o viziune clară asupra provocărilor viitoare. Îndrăzneață, inspiratoare și dătătoare de putere, aceasta este o lectură obligatorie pentru oricine caută transformarea personală și un viitor mai luminos.

Introducere

În lumea rapidă de astăzi, căutarea dezvoltării personale și a trezirii spirituale a devenit mai importantă ca niciodată. Ridică-ți vibrația: Armonizarea cu conștiința superioară este ghidul dvs. complet pentru a naviga prin complexitățile vieții, a depăși adversitatea și a vă debloca adevăratul potențial. Combinând intuiții profunde cu sfaturi practice, această carte transformatoare oferă o abordare holistică a îmbunătățirii de sine și a evoluției spirituale.Principalele caracteristici și beneficii:- Folosiți adversitatea pentru a crește: Aflați cum să transformați provocările vieții în oportunități de dezvoltare personală și autodescoperire.- Navigați spre succes: Depășiți obstacolele neașteptate și cultivați-vă reziliența pe calea către succes.- Înțelegerea frecvențelor energetice: Explorați conceptul de frecvențe energetice și impactul lor asupra vieții și bunăstării dumneavoastră.- Înfruntarea negativității: Dezvoltați strategii pentru a combate negativitatea și pentru a vă proteja spațiul mental și emoțional.- Canalizarea creativității: Descoperiți tehnici pentru a vă elibera potențialul creativ și a vă exprima vocea unică.- Sănătate holistică: Îmbunătățiți-vă sănătatea mentală, emoțională și fizică printr-o abordare holistică a bunăstării.- Regresia vieților anterioare: Explorați beneficiile terapeutice ale regresiei vieților anterioare și rolul acesteia în dezvoltarea personală.- Îmbrățișarea diversității: Promovați o atitudine de acceptare și înțelegere care celebrează bogăția diversității umane.- Viitorul umanității: Examinați intersecția dintre tehnologie și conștiință și implicațiile acesteia pentru viitorul umanității.Ridică-ți vibrația: Armonizarea cu conștiința superioară nu este doar o carte; este o călătorie de autodescoperire, împuternicire și creștere spirituală. Combinând înțelepciunea antică cu simțul practic modern, cartea oferă o perspectivă unică asupra transformării personale care rezonează cu cititorii din toate categoriile sociale. Fie că doriți să depășiți adversitatea, să vă cultivați creativitatea sau să vă aprofundați conexiunea spirituală, această carte vă oferă instrumentele și cunoștințele de care aveți nevoie pentru a vă ridica frecvența și a trăi o viață plină de scop și împlinire.

Capitolul 1: Exploatarea adversității pentru a crește

Viața este o călătorie imprevizibilă, plină de momente de triumf și de disperare. Există momente în care ne simțim invincibili, ca și cum am putea învinge orice. Dar există și momente în care ne aflăm în punctul cel mai de jos, simțindu-ne prinși în capcană de circumstanțe și neștiind cum să mergem mai departe. În aceste momente de adversitate ne descoperim capacitatea de schimbare și creștere, deschizând calea către succes și descoperirea de sine.Luați în considerare, de exemplu, povestea unei tinere femei care își pierde neașteptat locul de muncă. Șocul și anxietatea inițiale pot fi copleșitoare și poate avea senzația că lumea ei se prăbușește în jurul ei. Cu toate acestea, această experiență poate fi, de asemenea, catalizatorul unui nou început, conducând-o să exploreze diferite căi profesionale, poate chiar să își descopere adevărata pasiune.Schimbarea se prezintă adesea în moduri care pot fi înspăimântătoare sau nefamiliare, forțându-ne să ne confruntăm temerile și nesiguranțele. Un antreprenor aflat în dificultate poate primi o ofertă de investiție din partea unei persoane bogate cu condiția să își mute compania într-o țară străină. Perspectiva de a se muta într-un loc necunoscut și de a o lua de la capăt poate părea ca escaladarea unui munte necunoscut, plin de potențiale pericole și incertitudini. Cu toate acestea, numai asumându-ne aceste riscuri și aventurându-ne în necunoscut ne putem dezlănțui adevăratul potențial și atinge măreția.În căutarea răspunsurilor și a îndrumării, este posibil să apelăm la sfaturile altora, în speranța că ne pot lămuri dilemele. Cu toate acestea, sfaturile pe care le primim se bazează adesea pe propriile lor experiențe și perspective limitate, în loc să ofere soluții reale adaptate la situațiile noastre specifice. Adevărul este că experiențele și percepțiile noastre personale ne modelează viața și trebuie să învățăm să avem încredere în instinctele noastre și să extragem înțelepciune din propria noastră călătorie, deoarece fiecare persoană este diferită în modul în care asimilează aspectele spirituale ale elementelor care alcătuiesc realitatea noastră și fiecare persoană percepe aceeași realitate în mod diferit. Astfel, deși există câteva paradigme generale la care ne putem raporta cu toții, idiosincraziile sufletelor noastre prevalează asupra oricărei judecăți pe care o putem face atunci când analizăm viețile altora.Luați în considerare povestea unui bărbat care, după ani de relații eșuate, începe să se îndoiască de valoarea sa și de capacitatea sa de a găsi o iubire durabilă. Cere sfatul prietenilor și al familiei, dar cuvintele lor de consolare și sugestiile lor nu fac decât să îl deruteze și mai mult. Numai atunci când face un pas înapoi și reflectă asupra propriilor experiențe, recunoaște tiparele și comportamentele care l-au făcut să sufere. Recunoscând și învățând din aceste greșeli din trecut, el va putea să crească și să facă alegeri mai bune în relațiile sale viitoare.Provocările vieții pot fi văzute ca un proces de rafinare în care suferința și luptele noastre acționează ca un foc purificator, arzând impuritățile sufletului nostru și dezvăluind frumusețea spiritului nostru. Prin acest proces de transformare, ieșim mai puternici, mai înțelepți și mai rezistenți, astfel încât, în fața adversității, ar trebui să ne amintim că dificultățile noastre sunt adesea catalizatorii creșterii noastre și ai descoperirii de sine.Pentru a ilustra acest punct, luați în considerare povestea unui artist renumit care, în primii ani de viață, s-a confruntat cu nenumărate respingeri și ridiculizări pentru stilul său neconvențional. În loc să cedeze negativismului și să renunțe la pasiunea sa, a ales să accepte provocările și să persevereze, folosind criticile drept combustibil pentru a-și perfecționa meseria și a-și dezvolta o voce artistică unică. În cele din urmă, perseverența și dedicarea sa au dat roade și a devenit unul dintre cei mai faimoși și influenți artiști ai timpului său.Călătoria către succes și descoperirea de sine este adesea plină de obstacole și dificultăți, însă multe dintre acestea sunt înrădăcinate în convingeri care pur și simplu nu se aliniază cu ceea ce încercăm să facem și nu ne definesc pe noi sau potențialul ideilor noastre. În schimb, aceste momente de luptă care ne sunt prezentate oferă oportunitatea de a crește, de a ne schimba și, în cele din urmă, de a ne găsi adevăratul scop. Acceptarea schimbării, asumarea riscurilor și învățarea din experiențele noastre sunt ingrediente esențiale pentru o viață plină și de succes.

Capitolul 2: Navigarea spre succes

Ca autor de bestselleruri care a experimentat atât dulceața admirației, cât și amărăciunea urii, vă pot spune că drumul spre succes nu este pentru cei slabi de inimă. În ciuda provocărilor care vin odată cu ea, puterea transformatoare a acestei călătorii este ceva ce puțini oameni înțeleg cu adevărat, deoarece ceea ce lumea îți face pe baza a ceea ce știi și crezi te va schimba. De fapt, nu te poți aștepta să fii admirat pentru ceva care nu schimbă viața multora, iar acesta este același motiv care atrage invidia și ura celorlalți.Cum invidia este unul dintre cele mai neașteptate obstacole în calea succesului, ea poate fi destul de neașteptată atunci când vine din partea membrilor familiei sau a persoanelor pe care le credeai prietenii tăi. Chiar și relațiile duc adesea la competiție și invidie. Majoritatea trădărilor pe care le suferim în viață sunt, de asemenea, motivate de aceeași forță; ea este atât de primitivă la mulți oameni încât le controlează mintea aproape obsesiv. Chiar și cei care pretind că prețuiesc fraternitatea și acceptarea se pot simți amenințați și resemnați de realizările lor. Am experimentat și eu acest lucru, în special în grupuri precum francmasonii, creștinii și rosicrucienii. Nu mă așteptam la asta și, mult timp, nu am putut înțelege comportamentul lor. A fost nevoie ca unii dintre membrii lor mai în vârstă să-mi spună acest lucru pentru a înțelege în cele din urmă ce se întâmplă.O altă provocare pe drumul spre succes este sentimentul de singurătate care poate apărea odată cu urmărirea obiectivelor tale. Poate fi izolant să te concentrezi atât de intens asupra propriilor vise, în timp ce îți privești colegii avansând într-un ritm mai lent sau fiind evitați și abandonați din simplul motiv că sunt neînțeleși de ceilalți. Cu toate acestea, primii ani din viața noastră ne pot modela succesul viitor. În cazul meu, în primii 25-35 de ani mi-am dezvoltat motivația și determinarea care m-au adus acolo unde sunt astăzi. În lumea rapidă de astăzi, deși tehnologia și inteligența artificială au deschis noi căi către succes, acestea nu au înlocuit abilitățile de gândire eficientă pe care mi le-am dezvoltat de-a lungul anilor de analiză a documentelor și proceselor și de intervievare a sute de persoane în scopuri de consultanță. Dar dacă știi prea multe, te confrunți și cu o realitate pe care mulți oameni nu vor să o accepte, și anume că există multe prejudecăți și rasism în această lume. Acest lucru devine mai evident atunci când este motivat de invidie.Ca scriitor care produce lucrări într-un ritm amețitor, am fost forțat să mă confrunt cu aceste probleme în mod regulat. Dar angajamentul meu neclintit de a crea și de a scrie m-a făcut să merg mai departe, chiar și atunci când călătoria pare o luptă dificilă.Pot exista, de asemenea, probleme culturale și sociale care împiedică progresul, dar este esențial să înfruntăm aceste probleme și să lucrăm la schimbări pozitive pentru a obține un adevărat succes. În cele din urmă, drumul spre succes devine o călătorie transformatoare care poate duce la dezvoltare și împlinire personală. Pentru mine, acest lucru a însemnat să câștig mai multă libertate pentru a călători în lume și a dobândi mai multe cunoștințe mai rapid, ceea ce m-a determinat să regândesc modul în care scriu.Un alt aspect este importanța pe care o capătă relațiile sănătoase în viața ta, deoarece nu mai ești descurajat de evenimente aleatorii, ci cauți în mod activ oameni care gândesc la fel. Și, deși singurătatea poate fi uneori un preț de plătit pentru succes, este important să nu renunți niciodată să găsești oameni cu care te poți conecta, chiar dacă sunt din alte culturi, diferite de a ta sau diferite de ceea ce te așteptai.Această întâlnire cu neașteptatul ne va testa rezistența și dorința de a înfrunta adevăruri dificile, iar prin intermediul acestora ne calibrăm potențialul. Dacă suntem suficient de rezilienți, putem fi încetiniți, dar niciodată opriți. Pentru că tot ceea ce proiectezi în timp se va întoarce întotdeauna la tine, la aura ta, la ceea ce simți și gândești. De fapt, v-aș recomanda să vă vedeți având ceea ce vă doriți în fiecare zi pentru a crea acest efect: Priviți-vă cu ochii nu ai observatorului, ci ai celui observat!

Capitolul 3: Iluzia soluțiilor rapide

Marea majoritate a problemelor care pătrund în societatea noastră - probleme precum corupția, discriminarea și lăcomia - sunt legate de lipsa capacității de a descentraliza concentrarea minții de la sine la exterior. Cu alte cuvinte, cu cât un popor este mai egoist, cu atât mai mult va minți, înșela, trăda, fura și așa mai departe. Aceste probleme par să fie peste tot, ascunse în umbră, și poate fi foarte dificil să ne gândim la ele, mai ales când ne gândim că au existat întotdeauna de-a lungul istoriei, adesea în forme mai urâte. Dar, în ciuda tuturor acestor aspecte negative, cred cu tărie că există speranță. Speranță pentru un viitor mai luminos și mai luminat decât orice ne putem imagina. Cu toate acestea, pașii către acest viitor încep cu propria noastră mântuire - propria noastră hotărâre de a ne elibera de granițele iluziei. Știu pe propria piele cum este să trăiești într-o societate afectată de lăcomie și corupție. Locuri precum Grecia, Portugalia, Spania și Italia luptă de ani de zile pentru a-și depăși problemele, dar nimic nu pare să funcționeze. Rădăcina problemei nu este declinul economic sau obiceiurile culturale, ci o lipsă de autoeducație și de conștientizare. Oamenii sunt mulțumiți să rămână în zonele lor de confort, chiar dacă aceasta înseamnă perpetuarea unei societăți care, în cele din urmă, le este dăunătoare și acceptarea unor valori care sunt antagonice progresului într-un mediu colectiv.Există o tendință a oamenilor de a căuta soluții simple și ușoare la toate problemele și, din acest motiv, mulți oameni din ziua de azi cred că banii sunt acea soluție simplă și rapidă. Cu toate acestea, banii obținuți prin taxe duc investitorii în altă parte, iar banii obținuți prin efort personal necesită îndemânare, perseverență și adaptare, toate acestea necesitând o anumită cantitate de energie pe o perioadă rezonabilă de timp. Iar acest lucru este incompatibil cu atitudinea de căutare a scurtăturilor, motiv pentru care nimeni nu pare să creadă în munca grea ca modalitate de rezolvare a problemelor la nivel individual și colectiv.Adevărul este că, chiar dacă am avea toți banii de care credem că avem nevoie, nu putem arunca bani în aceste probleme și să ne așteptăm ca ele să dispară. De fapt, valorile greșite sunt cele care fac ca banii să fie irosiți și investițiile să eșueze.Lumea noastră se schimbă cu o viteză fără precedent, cu noi tehnologii și inovații care apar în fiecare zi, iar cele mai bune oportunități vor fi găsite de cei care sunt dispuși să depună eforturi pentru a manifesta noi realități. Aceștia sunt oamenii care vor conduce lumea în viitor.

Capitolul 4: Înțelegerea frecvențelor energetice

Mi-am petrecut cea mai mare parte a vieții încercând să înțeleg și să accept ce mă face diferit de ceilalți oameni, mai creativ și mai puțin remușcător, dar și mai puțin antagonist și egoist. Răspunsul care mi-a devenit foarte clar a fost că fiecare are niveluri de frecvență diferite, fiecare suflet are propria sa energie, iar multe dintre ele sunt excepțional de scăzute. Acest fapt nu este un motiv de mândrie, deoarece are implicații asupra modului în care reacționează celelalte frecvențe joase din jurul meu, deoarece tinde să îi facă pe oamenii din frecvențele joase să se simtă nesiguri și inconfortabili, după cum chiar ei mi-au spus. Oamenii care vibrează la o frecvență inferioară par să fie respinși de prezența mea și, în același timp, pot simți energia negativă emanată de ei, adesea exprimată prin ochii lor - un sentiment de nesiguranță emanat de ei. Pe de altă parte, mă simt liniștit atunci când sunt înconjurat de oameni care vibrează, de asemenea, la un nivel înalt, deși aceste persoane sunt foarte puține la număr. Ceea ce am învățat despre ei este că au valori morale mai înalte și sunt mai entuziaști în a face fapte bune pentru alții. Ei sunt cu adevărat interesați să trăiască într-o lume mai bună. Diferența dintre cele două grupuri este evidentă, dar nu este ușor de văzut, mai ales că majoritatea oamenilor tind să judece și să critice ceea ce nu pot înțelege, suprimând astfel manifestările de ordinul frecvențelor superioare. Ei fac acest lucru în diverse moduri, dar de obicei implică critica, anularea și influența altor oameni. Aceste persoane de jos nu sunt interesate de adevăr și nici măcar nu îl pot vedea, deoarece mentalitatea lor competitivă le face să vadă doar amenințările la adresa statutului lor social. Ca urmare, ei vor rămâne captivi în propria lor percepție limitată a realității, fără să înțeleagă niciodată cu adevărat frumusețea și complexitatea lumii din jurul lor. Mulți dintre acești oameni nu vor fi niciodată capabili să înțeleagă pe cineva care are potențialul de a se adapta la medii diferite și de a evolua pur și simplu. Acest lucru se datorează faptului că nu este în natura lor să evolueze. În schimb, ei îi dărâmă pe ceilalți, adesea cu judecăți ridicole și disprețuitoare care pot să nu fie legate nici măcar de fapte, pentru a se simți superiori. Mi-au trebuit mulți ani pentru a găsi în sfârșit cărțile care aveau răspunsul la această problemă, iar răspunsul nu era clar, ci era împrăștiat în multe, în domeniile moralității, eticii, dezvoltării și chiar spiritualității și religiei. Pentru că există o anumită dinamică în frecvențele joase care poate fi explicată în diverse moduri. Dacă luăm în considerare faptul că majoritatea cărților existente sunt scrise dintr-o perspectivă a vibrațiilor joase și, prin urmare, nu au profunzimea și înțelegerea necesare pentru a înțelege cu adevărat complexitatea vieții, putem vedea că majoritatea autorilor sunt hotărâți să deruteze mai degrabă decât să educe, și fac acest lucru într-un mod foarte inteligent, confundând faptele cu ipoteze înșelătoare. Iar dacă efectele sunt ușor de asociat cu emoțiile pe care oamenii doresc să le experimenteze, atunci trucul este jucat la perfecție.Este posibil ca mulți oameni să nici nu fie conștienți de modul în care influențele negative le afectează sănătatea mintală și capacitatea de a-și înțelege propria existență în lume.Există o concepție greșită printre mulți că a avea o vibrație înaltă înseamnă că viața nu are provocări, astfel încât mulți oameni caută aceste stări dezvoltând o atitudine apatică față de problemele lor, ceea ce de fapt îi împinge și mai jos.Pentru a ne depăși blocajele mentale, trebuie să ne dezvoltăm un sentiment puternic de stimă de sine și încredere în sine în timp ce ne confruntăm cu problemele. Acest lucru ne va conduce la o mai bună înțelegere a noastră.

Capitolul 5: Înfruntarea negativității

Europa mi se pare ciudată. Nu cu mult timp în urmă, am avut o mare ceartă la oficiul poștal din Grecia, pentru niciun alt motiv decât o scrisoare pe care o așteptam din Statele Unite și pe care trebuie să o fi pierdut. La scurt timp după aceea, a avut loc un mare accident de tren în Grecia în care au murit mulți tineri și nu am fost surprins, deoarece acești oameni sunt extrem de dezorganizați. Dar, după o vreme, răbdarea mea cu grosolănia s-a epuizat - sau poate doar am trezit demonii în cei care îi aveau - și am ridicat vocea la el. S-a ridicat ca și cum ar fi vrut să mă lovească. Chiar nu știu de ce fac oamenii asta. Am continuat să strig în fața lui. Prostia combinată cu aroganța, lipsa de respect și amenințările este ceva ce chiar nu mai suport, dar toți ceilalți angajați și clienți de la oficiul poștal au fost foarte calmi și politicoși cu mine tot timpul. A trebuit să îmi ajustez tonul vocii pentru a mă alinia cu al lor, dar cum am văzut multe astfel de nebunii în viața mea, îmi este ușor. Ceea ce mă nedumerește în continuare este de ce anumite segmente ale societății se comportă așa cum o fac față de mine.

Este ca un manual, așa că știu întotdeauna la ce să mă aștept. De aceea, de multe ori nu am chef să fac altceva și îmi pierd motivația în munca mea. Este ca și cum acești oameni ar încerca să intre în capul meu, ceea ce este enervant pentru că, oricât de politicos aș fi, ei continuă să mă insulte. În cele din urmă, mi-am cerut scuze celei de-a doua persoane care mi-a explicat de ce a dispărut scrisoarea mea, iar el a reacționat ca și cum celălalt tip ar fi fost un idiot, ceea ce m-a făcut să mă gândesc: problema cu lumea este violența sau doar violența îndreptată către cine nu trebuie? El tot spunea: „Încerc să te ajut", dar nu o făcea. Făcea totul în afară de a ajuta. Dar este interesant cum oamenii răstălmăcesc cuvintele pentru a încerca să manipuleze percepția altor persoane. Poate că știu prea multe ca să nu văd asta. Cu toate acestea, se pare că oriunde mă duc, cei cu probleme spirituale sunt declanșați de prezența mea și trebuie să atace. Chiar nu știu ce să fac în aceste situații. Să-l plesnesc pe tip? Aroganța lui de a veni la mine și de a mă amenința cu violența fizică este absurdă, dar nu poate fi ignorată. Am trecut prin multe situații de acest gen în viața mea, dar în trecut nu le puteam înțelege. Știu că nici cei care vă uitați la asta nu le puteți înțelege. De ce m-ar urî atât de mult cineva care nu m-a cunoscut niciodată? Răspunsurile pe care le-am primit în multe locuri m-au făcut să realizez că nu este nimic în neregulă cu mine, dar asta nu a schimbat nimic altceva. Nu-i pot controla pe ceilalți oameni sau ce se întâmplă în creierul lor. Nu este exagerat să spun că primesc multe atacuri demonice, iar cu cât frecvența persoanei este mai joasă, cu atât este mai ostilă față de cei care vibrează extrem de sus, ca mine.Modelele nu mi-au fost clare până când nu am studiat pe larg acest subiect, în diferite grupuri și cu multe persoane, apoi le-am testat, mi-am antrenat abilitățile de observare și, în cele din urmă, am început să văd modelele desfășurându-se sub ochii mei. De fiecare dată când cineva reacționa în același mod, cu insulte, calomnii, minciuni și amenințări, era întotdeauna o persoană cu o vibrație foarte negativă.Am învățat din experiență cum să reacționez corect, dar asta nu schimbă două fapte:1. Pare o exagerare pentru cei care nu au văzut niciodată astfel de lucruri sau, atunci când le văd, nu le pot explica și tind să își reprime propriile observații; și 2. Se pare că intenția acestor „atacuri demonice" este de a-mi altera starea de spirit și de a-mi afecta vibrația.Intenția acestor „ființe" este foarte clară: să-mi schimbe mintea și să mă bage în închisoare sau să mă omoare. De fapt, nu pot ignora coincidența că aceste atacuri au loc mult mai mult atunci când viteza mea crește și public mai multe cărți decât înainte. Am terminat cinci cărți noi în zilele dinaintea acestui eveniment și am putut simți cum energia din mine crește, pentru că acest lucru mă face întotdeauna să am nevoie de mai puțin somn, să am un nivel mai ridicat de concentrare și capacitate de analiză și să fiu capabil să canalizez cuvintele exacte pentru a termina proiectul a ceea ce am scris înainte. Cu toate acestea, Europa pare să fie un teren fertil pentru posesia demonică și atacurile demonice. Frecvența este extrem de scăzută, poate datorită multor secole de ostilități, crime și genocid în masă. Nu pare că întreaga Europă și-a încheiat violențele și nici nu o va face vreodată până când toată lumea nu va fi exterminată.

Capitolul 6: Canalizarea creativității

Atunci când vibrezi la o frecvență foarte înaltă, interacționezi cu lumea la un alt nivel, invizibil pentru restul populației, iar eu cred că această realitate a fost întotdeauna prezentă în viața mea, deși nu eram pe deplin conștientă de ea înainte și chiar îmi era teamă să nu fiu considerată nebună de o familie incredibil și deja foarte ostilă. Am publicat odată fotografia unei pisici care m-a vizitat într-o casă din Grecia și care se holba la ecranul computerului meu în timp ce lucram. Am scris „acesta este editorul meu" în glumă și, totuși, de multe ori am senzația că nu sunt singură, că există o echipă uriașă în jurul meu care editează în timp ce scriu, șoptindu-mi cuvintele de care am nevoie. De fapt, îmi este greu să răspund la întrebarea: „Cum reușești să scrii atât de multe cărți? Mulți oameni mă întreabă asta, dar există o complexitate uriașă de elemente în procesul de creare a unei cărți. Multe sunt ușor de explicat, cum ar fi trecutul meu și metodele mele de cercetare. Dar altele sunt în afara controlului meu, cum ar fi informațiile pe care le primesc în visele mele. Și există momente când lucrez când parcă mi se spune „uită-te la asta", „verifică asta", „nu uita asta", „foloseşte acest cuvânt". Desigur, îmi folosesc propria judecată şi sunt suficient de treaz pentru a observa ceea ce fac, aşa că nu pot spune că lucrurile au scăpat de sub control, dar am senzaţia că cineva îmi spune ce să fac, iar eu mă uit şi sunt de acord. Deci nu există răspunsul liniar pe care mulţi oameni se aşteaptă să îl dau. Deşi sunt sensibilă la energiile spirituale şi la perturbările din mediul meu, nu mi le imaginez. Nu-mi imaginez nici pisicile comunicând cu mine, dar ele comunică într-un mod special şi adesea filmez acest lucru pentru oamenii care nu cred. Nu cred că ei chiar cred asta. Am filmat o pisică care obişnuia să mă viziteze în fiecare zi în Grecia, miaunând la uşă ca să mă lase să ies, şi i-am trimis filmuleţul stăpânei, dar acesteia nu-i venea să-şi creadă ochilor. Oamenii erau foarte surprinşi când voiau să o hrănească şi de multe ori nu o găseau pentru că apărea doar când eram afară sau pur şi simplu stătea lângă mine când beam o ceaşcă de cafea. Pisica se comporta ca un câine domestic, chiar dacă era o pisică sălbatică. Îmi amintesc că odată o persoană care îi dădea mâncare specială pentru că era bolnav a venit să îl caute şi l-a găsit stând lângă mine pe un deal ca un câine. A râs pentru că nu-i venea să-şi creadă ochilor. Asta e o pisică sălbatică, sau cel puţin aşa ar trebui să fie. În general, animalele reacţionează mai pozitiv la prezenţa mea. Oamenii sunt foarte complicaţi. Mai ales când vine vorba de ameninţări fizice. Sincer, încă nu ştiu cum să mă comport cu ei. Nu-mi place să mă lupt cu oamenii şi ultima dată când am lovit un hoţ, am fost deprimat pentru o lungă perioadă de timp. Alţii au sărbătorit ca şi cum ar fi fost o experienţă grozavă, dar eu m-am simţit deprimat pentru că nu-mi place să rănesc oameni sub nicio formă. După aceea, de fiecare dată când cineva îmi cerea bani, îi dădeam. Am avut doi prieteni vechi care au fost Maeștri Masoni timp de mai multe decenii și tot ce au putut să-mi spună despre această atitudine irațională a multor oameni față de mine a fost că oamenii sunt geloși pe mine. Dar asta nu ajută prea mult, deși explică multe situații în care încerc să mă integrez într-un grup și nu sunt binevenit. Dar când scriu despre asta în cărți sau împărtășesc ceea ce știu cu alți oameni, sunt numit narcisist. De cele mai multe ori, nici măcar nu sunt sigur că ceea ce spun este perceput în felul în care vreau eu. Trebuie să-mi folosesc propria viață ca referință pentru problemele societății și aș putea inventa povești așa cum fac alți scriitori, dar în creierul meu este mai greu să le articulez și să le combin cu învățăturile pe care vreau să le transmit cititorilor. Nu mă pricep să inventez, deși o fostă prietenă mi-a spus odată: „Tu inventezi totul!" Poate că așa o percep cei ignoranți. Ea a scris același lucru la multe luni după terminarea relației, poate crezând că, insultându-mă mai mult, voi răspunde pozitiv într-un fel. Eu nu am spus nimic. M-am săturat de conflicte, chiar dacă ele par să facă parte din viața mea. Cu cât energia mea este mai mare, cu atât atrag mai mult haos.

Capitolul 7: Peisajul energetic al Europei

Probabil că aş fi mai fericit în armată, pentru că cel puţin conflictele ar părea mai reale, în loc să mă confrunt cu ameninţări într-un oficiu poştal de pe o insulă grecească. Lucrurile care mi se întâmplă sunt prea suprarealiste pentru a putea fi explicate logic. Dar am văzut aceleaşi expresii faciale şi acelaşi ton al vocii la membri ai diferitelor religii, în special la Martorii lui Iehova, aşa că expresiile demonice pe care le văd îmi sunt destul de familiare până acum. Dar sunt mereu surprins de locurile în care le găsesc. De fapt, am plecat din Croaţia pentru că în unele locuri turiştii se uitau la mine ca şi cum ar fi vrut să mă omoare. Dar culoarea pielii mele este similară cu cea din Balcani şi din multe părţi ale Spaniei, iar eu mă îmbrac foarte lejer pentru că îmi place intimitatea, aşa că habar nu am de ce se întâmplă astfel de lucruri oriunde merg. Este ca şi cum majoritatea sunt posedaţi de demoni şi deranjaţi de existenţa mea pe această planetă. Mike Tyson a spus odată: „Dacă eşti favorizat de Dumnezeu, eşti favorizat de diavol", dar în viaţa mea pare să fie invers; simt că, cu cât scriu mai mult cu intenţia de a înălţa omenirea în ceea ce eu consider a fi voia lui Dumnezeu, cu atât diavolul lansează atacuri furibunde împotriva mea, manipulând mințile oamenilor, ceea ce mă pune într-o situație foarte complicată, ca și cum m-ar vrea în afara societății, mort dacă este posibil, și să nu mai scriu. Toată viața mea a fost așa și este epuizant!Cineva mi-a spus că asta înseamnă că sunt în locul nepotrivit și, deși în teorie este adevărat, se întâmplă peste tot unde merg. M-a forțat să nu mai vreau să fiu nicăieri și să mă schimb mai mult. Nu sunt un infractor, dar în cele din urmă trebuie să trăiesc ca unul.Europenii sunt foarte imediați. Oamenilor nu le place când spun asta, dar este adevărat. Ca scriitor, simt în creier insistența lor de a stoarce fiecare conversație într-un răspuns cât o pastilă, dar mulți dintre ei sunt, de asemenea, prea iraționali pentru a-și explica propriul comportament irațional și văd ceea ce fac drept irațional. Deci cred că trebuie să fii pe o frecvență foarte joasă pentru a aprecia viața în Europa, motiv pentru care americanii și britanicii pe care îi întâlnesc în Europa sunt foarte diferiți de cei pe care ajung să îi întâlnesc când vizitez aceste țări.Nu am întâlnit niciodată atât de mulți americani și britanici nepoliticoși și rasiști în țările lor, cum am întâlnit în Europa. Nu știu din ce groapă au ieșit, dar nici măcar numeroșii europeni nepoliticoși pe care îi întâlnesc nu par să aibă vreo simpatie pentru acești turiști.Sunt un milion de lucruri care nu-mi plac în Europa, dar cred că zonele mai puțin populate pot fi mai frumoase. Încă mă gândesc să explorez micile sate franceze. Locurile în care te simți pierdut îți oferă adesea cele mai interesante experiențe. De exemplu, am avut unele probleme în Belgrad, capitala Serbiei, așa că a trebuit să mă mut într-un oraș mai mic, dar mi-a plăcut foarte mult. Dar ceea ce mă face cel mai curios este să văd de fapt cum trăiesc alți oameni, cum vorbesc între ei, mâncarea și obiceiurile lor etc. Este ca și cum aș privi o carte deschisă, ascunsă în teatrul realității. Dacă pot să vorbesc cu ei și să pun întrebări despre perspectivele lor, cu atât mai bine. Mi-am dat seama că majoritatea oamenilor nu se gândesc prea mult la lume sau la ei înșiși. Se mulțumesc cu lucruri simple și se învârt în cerc, chiar dacă concluziile lor nu au nicio corelație cu lumea reală. Ei își creează propriul lor univers ciudat. În China, acest lucru era distractiv de urmărit, adesea amuzant, dar în Europa, oriunde mă duc și fără alt motiv decât să-i confrunt pe alții cu propria lor incompetență în a-și face treaba, sfârșesc prin a mă enerva și, după un timp, vreau doar să plec. Nici măcar nu știu de ce grecii sunt atât de nepoliticoși.

Capitolul 8: Perspectiva străinului

Călătoriile au devenit un stil de viață pentru mine abia după ce am devenit scriitor cu normă întreagă, iar scrisul a devenit o slujbă pentru mine abia după ce am încetat să mai fiu profesor universitar și am realizat că cărțile mele se vindeau mai mult decât ale celorlalți. Am încercat o mulțime de lucruri, dar apoi mi-am dat seama că toți banii veneau din aceeași sursă și, pentru a supraviețui, am continuat să scriu, cel puțin la început, pentru că apoi devine mai greu să explic lucrurile. Cred că viața mea a devenit o combinație de multe lucruri, pentru că încă editez cărți pe care le-am scris cu mult timp în urmă. Având în vedere că lucrez de luni până duminică și rareori mă opresc, scrisul și cititul sunt ceea ce mă preocupă. Îmi place să citesc, dar majoritatea autorilor mă lasă plictisită, așa că ceea ce fac este să ascult cărți în timp ce fac o plimbare lungă. Cel puțin, chiar dacă sunt plictisitoare, nu simt că pierd timpul pentru că explorez diferite zone ale unui oraș nou și fac puțină mișcare. Statul pe scaun toată ziua a fost dăunător pentru sănătatea mea și de multe ori chiar am nevoie să mă plimb ore întregi doar pentru a-mi „repara" creierul, pentru că nu cred că suntem făcuți să stăm toată ziua în fața unui ecran. Toate cercetările indică același lucru.Relațiile joacă, de asemenea, un rol în sănătatea noastră mintală și este o binecuvântare să ai pe cineva cu care poți vorbi deschis, dar ultima dată când am încercat, am fost numită psihopată. Dar asta este și vina mea pentru că încerc să răspund la întrebări despre lucruri pe care majoritatea oamenilor nu le pot înțelege. Acum sunt mai atent.Lumea, adesea manipulată de ideologiile ascunse în filme, se concentrează foarte mult pe bine versus rău și nebunie versus sănătate mintală, nebunia fiind ceea ce atrage masele și sănătatea mintală ceea ce le respinge. Cel puțin acesta este mesajul principal pe care îl primesc oamenii de pretutindeni! Dar, pe măsură ce conștiința crește, nu mai vezi lucrurile în acest fel. Conceptul de dualitate încetează să mai existe și este înlocuit de o înțelegere a ceea ce duce la discriminare superioară și la relativitate. De fapt, este mai dificil să te confrunți cu lumea în acest moment, tocmai pentru că majoritatea oamenilor sunt incapabili să perceapă lucrurile rațional. Practic, ei acționează conform iluziilor și credințelor lor iraționale, chiar și în detrimentul lor, cum ar fi atunci când greșelile lor îi costă un loc de muncă sau ajung să fie făcuți knock-out de un boxer pe care l-au insultat. Idioții lumii habar nu au cât de devastatoare pot fi consecințele acțiunilor lor, nu numai pentru ceilalți, pentru că nu le pasă de ei, ci și pentru ei înșiși, ceea ce, în aroganța lor, nu realizează. Acest lucru mă aduce la temerile pe care oamenii le manifestă adesea. De exemplu, cred că ceea ce îi sperie cel mai mult pe oameni în legătură cu viața extraterestră este realizarea faptului că există și alți oameni undeva, nu doar o furnică uriașă sau o șopârlă. Este ușor să te confrunți cu ceea ce este diferit și să-l numești extraterestru, dar este altceva când te confrunți cu o altă versiune a ta, mai educată și mai înțeleaptă.

Experiența personală mi-a arătat că oamenii se tem de fapt mai mult de cei care îi cunosc bine și acționează cu compasiune. Ceea ce mă intrigă este ce fac diferiții extratereștri aici, pentru că fie sunt atât de plini de compasiune încât devin naivi, fie sunt doar amuzați să viziteze această grădină zoologică gigantică în scopuri de cercetare, fie pur și simplu nu vor ca oamenii să facă o greșeală care îi va costa viața animalelor de pe planetă. Așadar, poate că majorității extratereștrilor nu le pasă cu adevărat de oameni, ci sunt interesați să repopuleze alte planete cu aceleași gene - reîncepând astfel civilizația fără imbecilitățile pe care le vedem aici - și să protejeze viitorul acestei naturi. Acest lucru ar avea mai mult sens, deoarece în acel moment ar fi irelevant ce își fac pământenii, chiar dacă îi duc pe toți la extincție. Aceasta ar fi și perspectiva mea personală, pentru că, deși sunt fascinat de ceea ce s-a întâmplat acum 500 sau 2 000 de ani, nu-mi pot imagina să trăiesc atunci. Chiar și mersul printre noi, ceea ce cred că fac, poate fi o experiență terifiantă, cu excepția cazului în care ești invizibil într-un fel și îi vezi pe ceilalți printr-un spectru de lumină nedetectabil. Dacă aș avea de ales, aș prefera să continui să călătoresc în timp ce sunt invizibil. Dar asta ar face imposibil să fiu scriitorul care sunt. Cred că un lucru este depășit de celălalt.

Capitolul 9: Dincolo de aparențe

Aspectul interesant al discuției despre viața extraterestră este de fapt despre percepții avansate și întrebări avansate. Când descriu viziunile mele despre alte planete, oamenii pun o mulțime de întrebări despre cum arată ființele, iar acest lucru este irelevant pentru mine. Cu cât știu mai multe, cu atât îmi pasă mai puțin cum arată ceva. Am început să devin mai fascinat de alte lucruri, cum ar fi emoțiile, valorile și alte aspecte care alcătuiesc percepția noastră asupra vieții.De exemplu, pot înțelege de ce o rasă non-violentă poate fi percepută ca o amenințare atunci când acționează împotriva intereselor oamenilor. Am văzut cum oamenii care nu pot vedea când sunt ajutați reacționează ca și cum ar fi controlați și urăsc asta. Probabil că se simt ca tigrii la circ. Pe de altă parte, oamenii sunt încă foarte primitivi. Ei nu văd ceea ce nu pot vedea. Ei aleg să insulte pe cineva care de fapt îi învață să gândească. Când am vizitat oficiul poștal din Grecia, cu siguranță am încercat atunci când am spus: am venit aici pentru a ridica o scrisoare din SUA, tot ce trebuia să faceți era să-mi spuneți dacă o aveți sau nu, nu era nevoie să țipați la mine, să vorbiți cu dispreț sau să mă faceți mincinos după ce am explicat că nu m-am confruntat niciodată cu aceste probleme în multe alte țări, sau să spuneți că Grecia este diferită de Africa pentru că eu nu sunt din Africa. Acestea și multe alte lucruri stupide pe care le-a spus tipul grec de la oficiul poștal au arătat clar cât de problematic era. A trebuit să repet același lucru de trei sau patru ori. Alți oameni înțeleg, dar majoritatea știu cum să își facă treaba, în timp ce unii au nevoie de o explicație a ceea ce este treaba lor pentru că nu par să înțeleagă. Acestea fiind spuse, nu mă pot imagina ca un extraterestru care vizitează această planetă. De fapt, vreau să plec. Așa că, deși mulți oameni m-au numit „starseed" fără ca eu să vorbesc despre asta sau să o confirm, este cu adevărat irelevant pentru mine, pentru că nu îmi face viața mai ușoară. Doar explică mai bine frustrările mele. Dar nimănui nu-i pasă ce știu eu sau ce mă frustrează. Oamenilor le pasă doar de ceea ce cred și sunt dispuși să-și parieze viața pe asta într-o luptă cu o persoană care are experiență în arte marțiale. Este prea mult pentru mintea mea să proceseze. Dacă cineva mi-ar cere să vorbesc cu liderii lumii chiar acum, nu aș avea nicio idee ce să le spun. Nu mai fi atât de prost și egoist? Și cum poți să nu fii când vecinii tăi sunt? Am învățat că este de fapt mai bine să țipi la o personalitate agresivă decât să îi permiți să își continue abuzurile. Dar este uimitor că cineva trebuie să se înfurie înainte de a obține respect. Aproape că are mai mult sens să scoți sabia și să-l provoci la duel sau să-i curmi viața fără să scoți un cuvânt. Poate că acesta este motivul pentru care atât de multor oameni nu le place să atingă subiectul reîncarnării, sau chiar îl iau în derâdere. Ei par să se teamă că cineva ar putea de fapt să regreseze și să expună numeroasele crime pe care le-au comis în viețile anterioare și apoi să-i pedepsească pentru acele crime. Imaginați-vă ce am avea dacă nimic nu ar fi invizibil și ar fi posibil să expunem toate crimele pe care cineva le-a comis vreodată, nu doar în această viață, ci și în multe altele, și apoi să conducem un proces în care ar fi condamnat ad carcerem infinitum. Ce s-ar întâmpla cu acești oameni? O să vă spun eu! Ar fi trimiși cu toții pe o altă planetă, pentru că nu există loc pe această planetă pentru 8 miliarde de prizonieri. Și totuși, dacă te gândești bine, nu este Pământul o planetă închisoare? Dacă viața merge înainte la fel de mult cum merge înapoi, atunci scopul timpului este doar acela de a-i învăța pe oameni să-și recapete conștiința propriilor crime împotriva lor înșiși, crime pe care le experimentează în diferite forme prin reîncarnarea în diferite părți ale lumii și prin încercări și erori, jucând rolul de victimă și nu doar de agresor, slab și nu doar puternic, neputincios și nu doar puternic. Dacă schimbi aceste roluri suficient de mult timp, teatrul vieții devine destul de clar. Atunci, și numai atunci, putem începe să vorbim despre reabilitare și reformă, care pot duce la trezirea automată a amintirilor din viețile trecute, nu doar la unii, ci la mulți.

Capitolul 10: Regresia vieții anterioare

Deoarece cred că suntem suflete nemuritoare, cred, de asemenea, că dacă ne analizăm problemele pe o linie temporală, această viață poate să nu fie suficientă pentru a le găsi. Privitul înapoi poate fi, de asemenea, destul de traumatizant. În regresiile pe care le-am făcut, am plâns mult mai mult decât aș vrea să recunosc, din motive pe care nici măcar nu le pot explica. Realizarea faptului că mama mea a încercat să mă avorteze de mai multe ori folosind substanțe periculoase care aproape au ucis-o nu a fost prea traumatizantă pentru că a răspuns la multe întrebări pe care nu le puteam înțelege înainte, cum ar fi nevoia ei de a mă reprima, sentimentul de vinovăție cu care trăiește și așa mai departe. M-a numit monstru de atâtea ori încât mă întreb dacă nu cumva a avut și ea experiențe OZN. Dar aceștia nu sunt oameni cu care să pot vorbi cu adevărat. Sunt prea prinși în propria lor lume. În plus, există încă multe întrebări la care nu am răspunsuri, chiar dacă regresia în viețile trecute a răspuns la cele mai importante și definitorii întrebări din viața mea. Fără aceste răspunsuri, probabil că aș fi încă blocat în multe cicluri de autogratificare și autoexplicare, așa cum sunt mulți oameni.

Majoritatea oamenilor nu îşi trăiesc viaţa, ci viaţa pe care au lăsat-o în urmă într-o altă existenţă şi într-un alt corp. Ei încă încearcă să proceseze ceea ce li s-a întâmplat, repetând aceleaşi tendinţe şi emoţii. În general, dacă faceţi o treabă bună cu propria dvs. regresie, veţi descoperi că aceasta este în cea mai mare parte neplăcută şi nu plăcută, deoarece ne amintim mai uşor traumele noastre, deoarece aceste amintiri sunt cele care creează bariere şi ne deturnează gândurile. Este normal ca mintea umană să treacă prin traume care o împiedică să raţionalizeze eficient. Acelaşi lucru se întâmplă şi cu corpul, când temperatura creşte şi ne simţim rău, deoarece organismul trebuie să elimine urgent toxinele, sau când vomităm pentru că am mâncat ceva ce nu ar fi trebuit, cum ar fi mâncare gătită în ulei rafinat cu apă luată dintr-un canal chinezesc, sau când avem diaree pentru că am mâncat o pizza lituaniană gătită cu ciuperci cumpărată acum 10 ani. Totuşi, nu contează cât de departe merg ca să mă înţeleg. Chiar dacă îmi amintesc de viaţa mea pe alte planete, trebuie să mă confrunt cu ceea ce am aici, aşa că atunci când văd diferenţa, nu mă simt superior, ci mai degrabă prins în capcană şi frustrat. Acest lucru creează multe alte sentimente care trebuie procesate. Acelaşi lucru se întâmplă şi atunci când ai abilităţi telepatice. Mulţi oameni nu au gânduri plăcute, aşa că a şti ce gândesc nu poate decât să mă înfurie şi mai tare, pentru că pot vedea nu doar cuvintele, ci şi intenţiile. Dacă toată lumea ar avea abilităţile telepatice pe deplin acordate, nu ar mai fi atât de toleranţi. Probabil că ar exista mai multe conflicte. Deci cred că Dumnezeu a trebuit să întunece simţurile oamenilor pentru a-i forţa să ia anumite măsuri înainte de a dobândi anumite calităţi care ar putea părea normale pe multe alte planete unde fiinţele sunt mai conştiente şi mai amabile unele cu altele. În cea mai mare parte, cunoașterea nu face de obicei decât să facă o persoană mai plină de ură și mai puțin tolerantă în interior. Știu că mulți dintre cititorii mei sunt confuzi de ceea ce spun și poate chiar cred că îmi exagerez cuvintele, dar asta doar pentru că ei nu văd același lucru. În percepția lor, totul poate fi rezolvat prin comunicare și compasiune. Poate că acesta este motivul pentru care unii oameni cred că se pot certa cu un aligator pentru a evita să fie mâncați sau intră în cușca leului de la grădina zoologică crezând că se împrietenesc cu Simba de la Disney. Profetul Daniel Abodunri, din Nigeria, a decis să intre în cușca leului de la grădina zoologică pentru a-și testa credința. La intrare, el a început să recite versete din Biblie și să vorbească în limbi. La început, leii s-au retras într-un colț și el a crezut că rugăciunile sale funcționează, dar când s-a apropiat, leii l-au atacat. A fost sfâșiat în bucăți și mâncat de lei. Poate că ar fi trebuit să recite versetele în aramaică! După acest incident, mulți oameni l-au condamnat pe Profet pentru acest act bizar, în timp ce alții au crezut că leii erau posedați de demoni mai puternici decât Profetul și au cerut să fie uciși. Unii oameni pur și simplu refuză să învețe! Pastorul Jonathan Mthethwa din Zimbabwe, care a încercat să demonstreze cum Isus a mers pe apă traversând pe jos un râu din Africa de Sud, a fost mâncat de viu când a fost atacat de trei crocodili. În Etiopia, pastorul Docho Eshete boteza aproximativ 80 de persoane când a fost atacat de un crocodil.

Capitolul 11: Sănătate holistică

Nu simt nicio legătură specială cu vreo galaxie, deși am amintiri că am trăit pe alte planete și cunoștințe care sunt prea avansate pentru ca oamenii de pe această planetă să le poată înțelege. Totul indică faptul că am ocupat multe corpuri diferite pe multe planete diferite, dar acesta este un subiect dificil de analizat, deși conștientizarea faptului că am făcut parte din mai multe specii a schimbat complet modul în care văd viața. În general, se pare că aproape toate viețile mele au fost dedicate cercetării într-un fel sau altul, ceea ce este interesant pentru că explică personalitatea și curiozitatea mea din copilărie de a înțelege comportamente, diferențe și culturi diferite. Întotdeauna mi-a fost greu să înțeleg oamenii de pe această planetă, dar motivele sunt multiple, unele pentru că îi analizez de la propriul meu nivel de percepție și mă aștept la lucruri care pur și simplu nu se întâmplă, iar în alte cazuri din cauza traumelor pe care le-am suferit în copilărie și a lucrurilor care mi-au fost injectate în corp. Nu am avut prea multă claritate cu privire la ceea ce trebuia să fac cu viața mea până la ceea ce s-a întâmplat în ultimii câțiva ani. Atunci totul a căpătat sens. Pur și simplu nu știu de ce a trebuit să mă nasc în Europa, pentru că nu mă identific cu acei oameni. Mă simt mai acasă în multe părți ale Asiei. Europenii, mai mult decât orice alt grup de oameni de pe planetă, au o tendință puternică de a se fixa și de a fi obsedați de lucrurile materiale, din care trag concluzii care, de obicei, se corelează cu o înțelegere foarte limitată a vieții. Dar eu cred că cărțile mele își servesc scopul doar dacă, în schimb, descriu diverse perspective și ceea ce este important în ele. Altfel, oamenii nu vor putea absorbi cu adevărat ceea ce încerc să îi învăț, care merge dincolo de cuvintele în sine - este legat de propria lor minte și de evoluția lor ca ființă spirituală și conștientă. Acest proces nu poate fi doar la nivel intelectual. Trebuie să vorbesc despre diferite subiecte într-un mod holistic și integrativ, adesea raportând explicațiile la diferite domenii ale vieții. De exemplu, știm acum că împământarea are efecte pozitive profunde asupra sănătății noastre mentale și digestive. Sentimentul de a fi ancorat este adesea descris ca un sentiment de calm și stabilitate. Este o stare de spirit în care putem fi prezenți și în acel moment fără a ne simți anxioși sau stresați. Pe lângă senzația mentală, împământarea poate avea și efecte fizice pozitive asupra corpului. Mulți oameni spun că se simt mai ușori și mai plini de energie după ce merg desculți pe pământ. Cercetările au arătat că acest lucru se datorează parțial efectului împământenirii asupra fluxului sanguin și a eliminării toxinelor din organism. Se crede că încărcătura negativă a suprafeței pământului neutralizează radicalii liberi încărcați pozitiv din organism. Acest lucru ajută la reducerea inflamației, care este adesea un factor în problemele digestive. În plus, studiile au arătat că pământul poate crește consumul de oxigen și îmbunătăți variabilitatea ritmului cardiac, ceea ce poate fi benefic și pentru digestie. Un alt subiect care merită abordat și care nu poate fi separat de studiul conştiinţei la niveluri superioare este dieta noastră. În plus faţă de împământare, dieta poate juca un rol important în sănătatea fizică şi mentală. Fructele sunt o sursă bogată de nutrienţi esenţiali, cum ar fi vitaminele şi mineralele, care sunt importante pentru buna funcţionare a creierului. O dietă săracă în aceşti nutrienţi poate duce la tulburări cognitive şi la o claritate mentală redusă. De exemplu, consumul de mere a fost asociat cu îmbunătăţirea sănătăţii mintale. Merele conţin un flavonoid numit quercetină, care s-a dovedit a avea proprietăţi antioxidante şi antiinflamatorii. Aceste proprietăţi pot ajuta la protejarea creierului de daunele cauzate de stresul oxidativ. În plus, oţetul de mere este utilizat în mod tradiţional în medicina chineză pentru a susţine funcţia hepatică, ceea ce poate fi deosebit de benefic pentru persoanele care suferă de diabet.Un alt exemplu excelent de superaliment de luat în considerare sunt fructele de pădure, deoarece acestea sunt bogate în antioxidanţi, care s-au dovedit a îmbunătăţi memoria şi funcţia cognitivă. În mod similar, citricele sunt o sursă bună de vitamina C, care a fost asociată cu îmbunătăţirea dispoziţiei şi reducerea nivelului de stres.Deşi există multe modalităţi diferite de îmbunătăţire a sănătăţii fizice şi mentale, împământarea şi consumul de fructe pot avea un efect pozitiv asupra digestiei şi clarităţii mentale, care pot fi foarte utile pentru înţelegerea lumii, acumularea de informaţii, meditaţie şi realizarea ascensiunii spirituale la un nivel superior de conştiinţă. Pur şi simplu nu putem separa cultura, credinţele şi modul în care acestea afectează percepţiile unei persoane.

Capitolul 12: Sensul vieții

Motivul pentru care viziunile holistice asupra vieții sunt suprimate este legat în mod fundamental de problema suprapopulării, dar și de profiturile de care beneficiază industria farmaceutică. Este o realitate descurajantă faptul că trăim într-o lume în care oamenii sunt reduși la tăcere pentru că vorbesc împotriva narațiunii dominante și își pot pierde chiar locul de muncă. În plus, Statele Unite au finanțat laboratoare de arme biologice în întreaga lume, iar unii prezic că pandemia care va urma pandemiei de coronavirus va fi mai mortală, tot ca urmare a cercetării finanțate de SUA. Ironia este că există o mare probabilitate ca următorul virus să îi vizeze pe cei vaccinați, deoarece este mai ușor să ajungă la persoanele cu sisteme imunitare compromise.Însă cei care refuză să ia parte la campaniile guvernamentale de vaccinare nu sunt în niciun fel protejați de aceste strategii de reducere a populației mondiale, multe dintre acestea fiind adoptate oficial de diverse guverne și consemnate în cărți ca planuri, cum ar fi Agenda 21. Ori de câte ori cineva face un test ADN pentru a detecta un virus, indiferent de motiv, acea persoană oferă în mod deliberat codurile sale ADN guvernului, care le poate folosi apoi pentru a crea viruși care vizează segmente specifice ale populației - cei care au o secvență țintită, făcând posibilă crearea de arme biologice care pot fi folosite pentru a ținti populațiile pe criterii rasiale.Conflictul dintre Rusia și Ucraina, care a început la mijlocul lunii ianuarie 2021, a fost parțial motivat de necesitatea de a dezmembra laboratoarele americane de arme biologice. Acest lucru a fost confirmat de acțiunea guvernului american de a îndepărta dovezile din siturile sale la scurt timp după aceea.Având în vedere că viitorul este necunoscut și că războaiele au loc pe mai multe planuri, este imperativ să nu mai gândim în interiorul granițelor, ci la nivel global, inclusiv pentru propria noastră siguranță și pentru păstrarea vieții noastre.Moartea poate veni ca o surpriză, prinzându-ne în momentele noastre cele mai vulnerabile. Ne amintește că orice altceva în viață este doar cenușă și praf. Dar există un sens al vieții? Da, există. Este în tot ceea ce ai făcut pentru lume, în tot ceea ce ai contribuit. Tot ceea ce ai trăit, fie durere sau plăcere, are aceeași valoare în marea schemă a lucrurilor. Ceea ce contează este ce faci cu acele experiențe. Deși moartea poate fi marele egalizator, ceea ce facem cu timpul pe care îl avem face toată diferența.Ființele umane pot semăna mult cu demonii, fiind motivate de invidie și frică, dar pot fi și înșelate, bazându-se pe ideea că toată lumea are intenții bune, motiv pentru care minciuna și calomnia pot fi atât de eficiente în distrugerea națiunilor și a oamenilor. Există o dinamică a agresorului și a victimei care apare de ambele părți ale fiecărui conflict. În marea schemă a lucrurilor, viața poate fi văzută ca o mare glumă. Dar asta nu înseamnă că nu are niciun sens. Prin înțelegerea propriei noastre naturi și a modului în care gândurile și acțiunile noastre afectează lumea din jurul nostru, putem profita la maximum de timpul pe care îl avem. Nu este vorba despre a evita moartea, ci despre a profita la maximum de viața care ne-a fost dată.

Capitolul 13: Lecții de pe drum

Ca călător care a vizitat aproape 50 de țări într-o perioadă scurtă de timp, mi-am dat seama că timpul este relativ la conștiință și spațiu. Cu cât facem mai multe și vizităm mai multe locuri cu mai mulți oameni, cu atât experimentăm mai mult și ne extindem viața. Această expansiune ne afectează viteza și productivitatea și, în cele din urmă, conduce la rezultate mai relevante.Prin urmare, este esențial să căutăm constant experiențe noi și să ieșim din zonele noastre de confort pentru a aprecia potențialul nelimitat al vieții. Cu cât facem mai multe în mai puțin timp, cu atât acumulăm mai puține traume și ne bucurăm mai mult.O lecție valoroasă pe care am învățat-o în călătoriile mele este importanța de a fi conștienți de lucrurile mărunte pe care le luăm de bune. Întâlnirea cu oameni fără caracter și experiența ghinionului ne pot învăța să apreciem lucrurile din viață care ne aduc confort. Uneori, viața ne poate forța să ne reevaluăm prioritățile și să ne reamintim ce este cu adevărat important în viață. O altă lecție valoroasă pe care am învățat-o este că nu suntem definiți de ceea ce cred alții despre noi sau de circumstanțele în care ne aflăm. Suntem definiți de alegerile noastre și de capacitatea noastră de a ne crea propria realitate. Banii nu garantează fericirea, iar modul în care gândim este la fel de important pentru succesul financiar ca și pentru împlinirea personală. În general, este mai important să vă dezvoltați abilitățile care vă vor permite să depășiți sărăcia de mai multe ori, făcându-vă imuni la efectele provocărilor asupra sănătății mintale și a finanțelor, decât să găsiți o singură soluție care să vă împiedice calea către bogăție.Mulți oameni nu realizează acest lucru, mai ales atunci când caută soluții simple, rapide și ușoare la toate problemele cu care se confruntă. Am întâlnit mulți oameni care erau furioși, frustrați și săraci, ceea ce îi ținea adesea departe de relațiile reale. Încăpățânarea lor și lipsa dorinței de a gândi în afara cutiei îi făceau dificil de lucrat cu ei. Mulți dintre ei aveau o viziune foarte superficială asupra vieții, ceea ce făcea dificilă conectarea cu ei la un nivel mai profund. Am văzut, de asemenea, multe cazuri de furie maladaptativă, în care oamenii se supărau adesea din cauza lucrurilor greșite, cum ar fi înțelegerea comenzii greșite într-o cafenea sau corectarea pentru că au dat restul greșit. Mi-am dat seama, de asemenea, că mulți oameni tind să facă presupuneri despre alții fără să-i cunoască cu adevărat. Unele persoane erau pur și simplu prea dense sau inarticulate, ceea ce făcea imposibilă interacțiunea cu ele.Unul dintre cele mai mari obstacole în calea ajutorării oamenilor și a reducerii conflictelor este faptul că mulți oameni nu cred că au nevoie de ajutor și sunt prea aroganți pentru a vedea atenția pe care o primesc ca fiind pozitivă. Ei pot chiar să o vadă ca pe o slăbiciune pe care o pot folosi în avantajul lor. De exemplu, nu m-aș fi așteptat niciodată să văd un asemenea dispreț flagrant pentru politețe și respect într-un mediu poștal, dar exact asta s-a întâmplat când am vizitat un oficiu poștal din Grecia. Din păcate, am întâlnit un angajat care a fost extrem de lipsit de respect pe tot parcursul interacțiunii noastre. Acesta a refuzat categoric să dezvăluie locul unde se află scrisoarea mea, în ciuda îngrijorărilor mele legitime, și a început să facă notițe pe o bucată de hârtie în timp ce îmi manipula greșit actul de identitate. Pentru a înrăutăți lucrurile, funcționarul m-a acuzat că sunt un mincinos. I-am explicat că, în alte jurisdicții, retragerea unei scrisori bancare necesită doar prezentarea unui act de identitate valabil, fără cerințe suplimentare de înregistrare. Dar, în loc să-mi asculte explicația, funcționarul a răspuns cu un comentariu disprețuitor, sugerând că Grecia nu este ca Africa, insinuând că aș fi un refugiat și cu accente rasiste. Am fost șocat și am răspuns explicând că mă refeream la multe alte țări europene și nu la Africa, deoarece nu sunt african. Din păcate, angajatul a continuat cu comentariile sale jignitoare și defăimătoare. Când i-am cerut să se oprească, s-a apropiat fizic de mine într-un mod amenințător și m-a lovit cu cotul. Violența fizică și rasismul împotriva unui client într-un mediu poștal sunt total inacceptabile. În loc să recurgă la insulte și amenințări, angajatul în cauză ar fi trebuit să își asume responsabilitatea pentru pierderea scrisorii mele și să manifeste dorința de a remedia situația. Acest incident evidențiază fața inacceptabilă a discriminării și rasismului. Este o problemă care afectează mulți oameni din întreaga lume și trebuie tratată ca o boală mintală și o amenințare la adresa siguranței publice. Până când această problemă nu va fi luată în serios și aceste persoane nu vor fi puse după gratii în loc să primească locuri de muncă, lumea va continua să meargă înapoi. O altă constatare surprinzătoare pe care am făcut-o a fost că rasismul poate uneori să lucreze în favoarea ta. Am constatat că acest lucru este adevărat când am vizitat Turcia, unde comunitatea musulmană m-a respectat ca străin și m-a tratat bine. Am putut chiar să gust unele dintre cele mai bune mâncăruri și deserturi ale lor și am plătit prețuri semnificativ mai mici în restaurantele lor.

Capitolul 14: Înțelepciune neașteptată

Conversațiile sunt de obicei emoționale, iar oamenii vorbesc adesea despre ceea ce le face plăcere, care este de obicei mâncarea. Totuși, unele țări sunt frumoase datorită localnicilor care le locuiesc, în timp ce altele sunt minunate până când turiștii le transformă într-un coșmar.O altă lecție valoroasă pe care am învățat-o vorbind cu oameni din întreaga lume este că nu este nevoie să forțezi lucrurile pe o anumită cale dacă există o cale mai ușoară care duce la același rezultat. Totul și toată lumea pot fi înlocuite, iar dacă nu adaugă valoare vieții tale, atunci nu merită să le acorzi timp. Cele mai importante lucruri din viața ta sunt adesea greu de explicat celorlalți, așa că este esențial să ai încredere în bunul tău simț în detrimentul logicii și să îți amintești că oamenii văd de obicei doar ceea ce se așteaptă să vadă și îți spun ceea ce vor să crezi, nu neapărat adevărul despre cine sunt ei ca persoană. Majoritatea oamenilor sunt obsedați de controlul opiniilor celorlalți și nu își dezvăluie adevărata natură, chiar și după o lungă perioadă de interacțiune. Pe de altă parte, este ușor să-i faci pe oameni să creadă ceea ce vrei tu să creadă atunci când înţelegi cât de puţin ştiu ei, iar acest lucru funcţionează cel mai bine atunci când ceea ce spui corespunde cu ceea ce ei cred deja că este adevărat. Dar trebuie să fim sinceri cu noi înşine, chiar dacă asta înseamnă să ne îndepărtăm de cei care nu ne împărtăşesc valorile sau convingerile. Criticile celorlalţi nu ar trebui să ne împiedice să ne urmărim visele sau pasiunile. În schimb, ar trebui să le folosim ca pe o oportunitate de a învăţa şi de a creşte, ceea ce înseamnă să analizăm ceea ce spun ei cu un ochi critic, deoarece, în realitate, majoritatea oamenilor sunt doar nişte idioţi cu opinii despre orice. Acceptându-ţi situaţia şi lucrând cu sârguinţă pentru a-ţi atinge obiectivele, poţi crea un rezultat mai bun pentru tine. Sunt într-o călătorie lungă şi dificilă de autodescoperire şi acceptare. Mi-a luat mai mult de 30 de ani să accept lucrurile pe care le ştiu astăzi, inclusiv unele lucruri despre mine care au fost greu de acceptat. Chiar şi acum, încă mă lupt cu multe aspecte ale înţelegerii şi conştientizării mele. Dar este, de asemenea, important să reţineţi că multe dintre lucrurile pe care le credem astăzi sunt rezultatul a secole de minciuni, motiv pentru care oamenii îşi petrec întreaga viaţă agăţându-se de credinţe false fără să-şi dea seama. Mai mult, adevărul este adesea ascuns printre minciuni, ceea ce face şi mai dificil să distingem realitatea de ficţiune. De exemplu, Biblia conţine multe descrieri ale întâlnirilor oamenilor cu extratereştrii, denumiţi de obicei Dumnezeu sau îngeri. Acest lucru a dus la multă confuzie cu privire la natura acestor întâlniri şi la existenţa lui Dumnezeu şi a îngerilor în general şi, deşi nu pretind că am toate răspunsurile la aceste întrebări complexe, cred că este important să păstrăm o minte deschisă şi să ne provocăm în mod regulat propriile convingeri.În cele din urmă, spiritualitatea şi dezvoltarea personală nu înseamnă să aderăm la dogme sau să credem în ceva. În schimb, este vorba despre luarea aspectelor practice ale tuturor ideilor și credințelor diferite care rezonează cu noi și combinarea lor într-un mod care funcționează pentru fiecare dintre noi. Este vorba despre a îmbrățișa călătoria de autodescoperire, acceptându-ne așa cum suntem și lucrând pentru a deveni cea mai bună versiune a noastră. De-a lungul drumului, vom întâlni multe provocări și obstacole, dar este important să ne amintim că nu suntem singuri. Există mulți oameni care caută răspunsuri și se străduiesc să se dezvolte personal, la fel ca noi. Împărtășindu-ne experiențele și perspectivele cu alții, putem crea o comunitate care să ne sprijine și să ne încurajeze în călătoria noastră. Din proprie experiență, multe dintre cele mai valoroase lecții pe care le-am învățat au venit din surse neașteptate - persoane pe care nu mă așteptam să le întâlnesc și care au sfârșit prin a-mi redirecționa sau chiar schimba destinul.

Capitolul 15: Acceptarea diversită ii

De-a lungul timpului, mulți oameni par să se fi retras în propriile lor bule, văzând doar ceea ce vor să vadă. Realitatea lor este înlocuită de convingerile personale și de ignorarea faptelor. Poate părea că trăim într-o mare teorie a conspirației. Uneori, noi suntem cei care trebuie să conectăm punctele pentru a vedea imaginea de ansamblu. Trebuie să încercăm, chiar și în fața ambiguității, opoziției și dificultăților.Pe măsură ce încercăm să înțelegem totul, aflăm că încă mai există oameni în lume care vor să denunțe nedreptatea și să lupte pentru o lume mai bună. Ne putem simți singuri, dar nu suntem. Împărtășim o experiență similară, iar acest lucru ne poate ajuta să perseverăm, iar credința noastră ne susține în timpul necazurilor. Ea ne dă speranță atunci când lumea pare să nu ne ofere decât disperare. Poate părea dificil să știi ce să crezi sau în cine să ai încredere. Dar căutarea adevărului și lupta pentru ceea ce crezi sunt cruciale în astfel de momente. Nu putem permite disperării, confuziei sau descurajării să ne dicteze cursul vieții.Între timp, progresele în tehnologia IA și potențialul de supraveghere umană ridică întrebări interesante cu privire la viitorul societății noastre.

Pe măsură ce IA continuă să avanseze, este posibil să asistăm la modificări din ce în ce mai bizare ale ADN-ului uman, creând indivizi complet unici. Deși acest lucru poate suna ca intriga unui film science-fiction, realitatea poate fi mai ciudată decât ficțiunea. Acest subiect ne determină să ne întrebăm cum intenționează guvernele să utilizeze problema rasismului, deoarece este foarte posibil să încerce să creeze o societate omogenă în care mulți dintre noi pur și simplu să nu existe din cauza discriminării atent organizate, la fel cum Homo Sapiens a condus multe alte specii la extincție,Unii cercetători cred că anumite specii dispărute de hominizi, cum ar fi neanderthalienii, denisovanii sau chiar strămoșii preistorici, cum ar fi Australopithecus Afarensis, aveau propriile caracteristici și trăsături unice care le făceau la fel de avansate în epoca lor, dar care le-au făcut ținte pentru Homo sapiens, ceea ce a dus în cele din urmă la dispariția lor.În vremuri mai recente, am văzut multe culturi indigene complet distruse de expansiunea colonială europeană. Printre exemplele notabile se numără poporul Taino din Caraibe, Maori din Noua Zeelandă, aborigenii din Australia, nativii americani din America de Nord, diverse popoare din America de Sud și multe națiuni africane. Aceste grupuri și-au pierdut viața, pământul, limba, cultura și autonomia din cauza acțiunilor colonizatorilor invadatori, misionarilor, comercianților și puterilor imperiale.Unul dintre cele mai tulburătoare aspecte ale rasismului pe care l-am întâlnit în lumea de astăzi, și care este încă foarte răspândit în Europa, este invidia care îl susține. Oamenii mă urăsc nu pentru că sunt diferit, ci pentru că se așteaptă ca eu să am o viață mai rea. Este rasismul 2.0, în care oamenii îi urăsc pe cei care nu sunt albi și nu au suficient succes pentru a fi acceptați, în timp ce propriile lor vieți se destramă. Este aceeași combinație toxică de rasism și invidie care l-a motivat pe Hitler să ajungă la putere și să persecute evreii, și este la fel de periculoasă și astăzi. Spre surprinderea mea, am văzut efectele rasismului și în industria cărții. Când cititorii descoperă că cartea lor preferată a fost scrisă de cineva care nu este alb, se simt trădați și insultați. Companiile mă insultă și refuză să mă plătească pentru munca mea, numindu-mă escroc și întrebându-mă dacă mi-am scris propriile cărți. În urmă cu doar câteva zile, Kobo mi-a suspendat contul fără nicio justificare rezonabilă. Înainte de Kobo, Amazon a făcut același lucru. Multe dintre aceste insulte și comentarii discriminatorii provin întotdeauna din aceleași două națiuni - Statele Unite și Anglia. Nivelul de murdărie și ignoranță pe care l-am întâlnit, chiar și printre presupușii creștini, este de necrezut. De fapt, generațiile tinere sunt și mai rasiste și mai violente, ceea ce îmi lasă puține speranțe pentru viitorul Europei, al Marii Britanii sau al Statelor Unite. Pentru a înrăutăți lucrurile, un sentiment de îndreptățire și superioritate pătrunde în cultura europeană, determinându-i pe unii să creadă că restul lumii ar trebui să se conformeze viziunii lor înguste asupra lumii. Aceștia nu au cunoștințe de istorie, genetică sau geografie, ceea ce face fanatismul lor și mai absurd. Este clar că singura cale de urmat este ca Africa și America de Sud să devină autosuficiente, eliberate de minciunile care le-au fost spuse despre propria lor istorie. Rușii au arătat deja că acest lucru este posibil și este timpul ca restul lumii să le urmeze exemplul. Trebuie să îmbrățișăm multiculturalismul și diversitatea și să respingem mentalitatea îngustă a celor care caută să domine și să oprim fără alt motiv decât iluzia superiorității morale bazate pe culoarea pielii și pe localizarea geografică. Viitorul umanității depinde de capacitatea noastră de a învăța unii de la alții, de a ne celebra diferențele și de a lucra împreună pentru o lume mai bună.Cea mai dificilă decolonizare are loc în minte și depinde de fiecare dintre noi să respingem ignoranța și ura care ne împiedică să mergem înainte.

Capitolul 16: Prezența demonică

Răul nu este doar ceva de care suferim, ci ceva ce putem identifica ca o acțiune spirituală care motivează o forță negativă în lume. Când mă uit la lumea din jurul meu, nu pot să nu observ prezența demonicilor printre noi. Ei se amestecă în societate, urmând regulile și așteptările de bună purtare, dar nu vă lăsați păcăliți de fațada lor. Narcisistul și psihopatul nu sunt ființe umane, sunt creaturi malefice care fac treaba diavolului. Aceste ființe sunt paraziți și sugători de viață. Se hrănesc cu moartea altora și sunt creierele din spatele războaielor, perversiunilor religioase, crimelor odioase și degradării morale a civilizațiilor întregi. Existența lor depinde de distrugerea umanității și strategiile lor sunt atât de bine calculate încât majoritatea oamenilor nu le pot vedea sau nu pot accepta nivelul ridicat de cruzime pe care îl comit. Oamenii sunt adesea înșelați de aceste creaturi demonice deoarece au încredere în ceea ce văd și sunt codependenți de declanșatoarele emoționale care pot fi folosite pentru a-i influența. Dar toți sunt dependenți și obsedați de putere și influență. Dacă ești foarte inteligent și moral, te vor calomnia pe la spate, vor minți despre oamenii virtuoși și îți vor folosi valorile împotriva lor. Din păcate, cei mai răi dintre ei se află în poziții de putere și pot fi atât de influenți încât nici măcar dreptatea și adevărul nu îi pot atinge. Ei vor perverti legea, vor corupe instituțiile și vor cumpăra sufletele multora pentru a se menține la putere. Își folosesc puterea pentru a distruge cât de mult pot, iar influența lor poate provoca căderea unor civilizații întregi. Ei sunt demoni care ocupă vase umane. Scopul spiritual al existenței lor este de a goli o planetă de suflete umane, astfel încât numai demonii să poată ocupa corpuri umane. Ei vor face acest lucru prin manipulare genetică, minciuni în domeniul științei și utilizarea cercetării pentru propriile lor agende secrete. Aceste creaturi demonice nu au niciun interes sau compasiune pentru viața umană. Vor ucide cât de mulți pot până își vor atinge scopurile. Toți gândesc ca unul singur, o rasă unică de ființe care împărtășesc aceleași valori, dar nu sunt oameni. Iar cea mai mare greșeală este să îi considerăm oameni. A gândi înseamnă a vedea, motiv pentru care gândirea este atât de reprimată. Cei care reprimă capacitatea de a gândi nu vor ca tu să gândești. Ei vor să fii orb. Lipsa gândirii în societatea noastră ne face vulnerabili la influența lor. Dacă vrem să ne protejăm pe noi înșine și societatea noastră de prezența demonică printre noi, trebuie să începem să gândim, să punem întrebări și să căutăm cunoașterea. Nu mai putem cădea victime manipulării lor. Lumea, așa cum o știm, nu este ceea ce pare a fi. Masele sunt orbite de propria lor conștiință limitată, incapabile să vadă adevăratele orori care pândesc dincolo de percepțiile lor confortabile și banale.

Capitolul 17: Viitorul omenirii

China este adesea citată de liderii mondiali drept un model pentru viitorul omenirii. Ce fel de viitor este acesta? Un viitor al tiraniei absolute și fără drepturi individuale! O tehnocrație atee controlată de tehnologia IA, în care disidenții sunt reduși la tăcere și recoltați pentru organele lor și totuși, în mijlocul tuturor acestor lucruri, oamenii continuă să se concentreze pe ei înșiși, ignoranți și fără maturitatea mentală necesară pentru a le păsa. Acest sistem prosperă prin reducerea risipei, atât de mult încât oamenii sunt forțați să mănânce insecte în loc de animale și apoi alimente produse artificial din plastic, substanțe chimice, gunoaie reciclate și fecale umane. Și când asta nu este suficient, următorul pas este hrănirea oamenilor înșiși, recoltând morții pentru a obține proteine care să hrănească populația. Scopul final? Un sistem autonom care nu depinde de natură, care trăiește independent de el însuși. Este un plan care poate fi implementat pe orice planetă, ceea ce îl face soluția ideală pentru speciile extraterestre care doresc să cucerească Pământul. Dar ironia nu este pierdută pentru mine. Sistemul care prosperă prin reducerea deșeurilor și autosuficiență este același sistem care se va consuma în cele din urmă, lăsând o planetă lipsită de viață, un pustiu sterp pentru generațiile viitoare. Și totuși, momeala puterii și a abundenței nelimitate este o propunere tentantă pentru liderii umanității, un morcov atârnat pentru cei care tânjesc după putere și sunt dispuși să renunțe la tot.Mă întreb: există vreo ființă umană printre noi care nu ar renunța la tot pentru viață infinită, putere și abundență? Sau suntem cu toții orbiți de propriile noastre limite, prinși în percepțiile noastre confortabile, incapabili să vedem adevărul bolnav care se află chiar sub suprafața realității noastre?Cred că problema umanității este în esență istorică sau, mai precis, ideea că selecția darwinistă trebuie să fie întâmpinată cu violență, mai degrabă decât cu cooperare și bunătate, deoarece suntem pe cale să intrăm într-o lume pentru care noi, ca rasă planetară colectivă, nu suntem pregătiți. Cu toate acestea, ne temem de liderii care reprezintă apogeul a ceea ce înseamnă să fii un prădător într-o ierarhie a violenței egoiste - sau a violenței gratuite fără niciun motiv anume, cu excepția mândriei - și a lăcomiei leneșe - sau a ideii că ai dreptul la ceea ce vrei, chiar dacă furi.Când ne uităm la lumea pe care am creat-o, vedem că britanicii sunt în mare parte descendenți ai vikingilor, în timp ce americanii sunt în mare parte descendenți ai celor care au venit din Marea Britanie atunci când aceasta a colonizat diferite teritorii. Aceștia sunt oameni care descind în cea mai mare parte din nordici care au fost nevoiți să se bazeze pe jefuirea satelor din Europa pentru a supraviețui și nu au stabilit niciodată o cultură semnificativă, la fel ca pirații din Imperiul Britanic și America de Nord. Pirații de acum câteva secole erau în mare parte de origine britanică și olandeză, plătiți neoficial de autoritățile engleze și franceze pentru a lupta împotriva navelor portugheze și spaniole, fără a exista un conflict direct între națiuni. În prezent, organizații teroriste similare sunt finanțate de Statele Unite ca parte a strategiei lor de joc geopolitic. Cavalerii Templieri - o organizație teroristă din epoca medievală - s-au divizat în trei organizații separate, fără a se dizolva complet - dintre care două au supraviețuit până în ultimii ani sau există și astăzi, și anume Ordinul de Malta și Cavalerii Teutoni, care au fost recrutați ulterior în armata lui Hitler. Templierii au pus capăt conspirației împotriva lor mutându-se din Franța în Portugalia, de unde și-au extins averea prin invadarea și jefuirea altor națiuni din întreaga lume. Acest furt a implicat o economie transnațională globală a sclavilor, dar lumea era mai puțin rasistă. Mulți templieri care s-au convertit de la islam erau africani convertiți la catolicism; chiar și samuraii includeau războinici africani. Rapoartele piraților arată, de asemenea, că atunci când olandezii au încercat să invadeze Macao, forțele portugheze erau formate în principal din sclavi și preoți africani sau, cu alte cuvinte, sclavi portughezi care luptau împotriva piraților pentru a-și proteja stăpânii portughezi. Controlul iberic asupra lumii a fost înlocuit de o alianță anglo-saxonă, iar astăzi aceste țări se străduiesc să rescrie istoria pentru a-și menține legitimitatea autoproclamată în calitate de lideri mondiali, în ciuda faptului că sunt responsabile de inițierea primelor lagăre de concentrare și de multe dintre cele mai mari genociduri săvârșite vreodată pe Pământ, inclusiv uciderea în masă a populațiilor indigene prin secole de practici de sclavie. Nu este o surpriză faptul că ei rămân la fel de șocant de rasiști astăzi ca și acum câteva secole. Între ei și comunismul chinez, diavolul poate alege, pentru că nu există prea multe diferențe, ci doar expresii diferite ale aceluiași rău. Mai mult, liderii acestor națiuni se întâlnesc la Forumul Economic Mondial și la reuniunile

Bilderberg pentru a discuta în privat despre ceea ce cred ei că ar trebui să fie viitorul lumii, așa că de ce ar trebui să credeți că politica reprezintă ceva diferit sau că mass-media vrea să vă spună adevărul? O populație credulă și ignorantă este mai ușor de controlat.

Capitolul 18: Tragerea de concluzii valide

Există această idee că nu putem judeca pe toată lumea dintr-o națiune sau de pe un continent din cauza a ceea ce face majoritatea sau pentru că un reprezentant sau un grup ales dintre un număr mare de oameni a acționat într-un anumit fel. Dar dacă gândim astfel despre orice, va fi imposibil să studiem orice subiect sau să ajungem la concluzii care să poată fi aplicate în viață sau să ne ajute să prezicem rezultatele în viitor. Există o metodă prin care putem ajunge la concluzii și judecăți valide pe care puțini oameni o înțeleg, și anume să facem distincția între ceea ce este valabil într-un context și ceea ce este valabil atunci când este analizat într-un context mai larg și cu un eșantion semnificativ de oameni. Deci, în acest sens, atunci când vă extindeți interacțiunile și concluziile cu privire la persoane din medii diferite - în cultură și spațiu (sau locație) - atunci începeți să vedeți modele. De exemplu, pot vedea ce îi face pe oameni asemănători și ce îi face diferiți. Diferențele sunt de obicei culturale, deoarece în cadrul unei culturi pot vedea și asemănările. Desigur, nimic nu este 100 %, dar în viață și în știință avem de-a face cu probabilități. Și de ce este așa? Pentru că este mai ușor să găsești un prieten printre 10 oameni buni decât să găsești un prieten printre 10.000 de oameni răi. Pot să vă dau un alt exemplu practic legat de lumea întâlnirilor și a relațiilor. Dacă întâlnesc o femeie care îmi place într-un oraș în 6 luni și întâlnesc 50 de femei în alt oraș în aceeași perioadă de timp, există o diferență uriașă. Și aș prefera să aleg una din 50 decât să trebuiască să aleg între una și zero. Bineînțeles că nu ai nevoie de o mulțime de oameni buni în viața ta, dar asta depinde de cât de mult poți tolera și de ceea ce definești ca fiind bun și rău. Atunci când oamenii nu au capacitatea de a face comparații, tind să tolereze mult mai mult. Prin urmare, problema toleranței scăzute este direct legată de stima de sine, care este legată de cunoașterea posibilităților vieții. Cei care vă spun că trebuie să vă conformați la ceea ce vedeți sunt aceiași oameni care nu au avut niciodată multe opțiuni. Ei vă spun ceea ce are sens în mintea lor, bazându-se pe lipsa de oportunități, nu pe ceea ce au învățat din oportunitățile pe care le-au avut. Mai mult, prietenii noștri au proprii lor prieteni, astfel încât, în timp, oamenii se schimbă și se adaptează la realitate, dar în mod implicit se vor schimba și se vor adapta întotdeauna la propriul lor mediu. Prin urmare, într-un grup mare de oameni care împărtășesc convingeri similare, este posibil să se facă predicții. Și acesta este modul în care politicienii știu ce partide politice au cele mai mari șanse de a câștiga alegerile, dar și ce politici au cele mai mari șanse de a obține aprobarea maselor. Acum, dacă credeți că nu ar trebui să judecăm pe toată lumea în același mod, este în regulă, dar este ca și cum ați cumpăra un kilogram de mere stricate pentru că unul dintre merele din pungă este bun de mâncat. Când scriu cărți, se aplică același principiu. Trebuie să-mi analizez observațiile și să fac deducții pe baza modelelor pe care le văd repetate în timp și într-un anumit spațiu. Alternativa este să nu scriu nimic, pentru că niciodată nu ajungi la concluzii absolute despre nimic. Toate concluziile sunt relative la metoda utilizată, iar un cercetător bun este valabil nu pentru concluziile sale, ci pentru metoda sa. Dacă cărțile mele se aplică marii majorități a cititorilor sau tuturor acestora, înseamnă că cunoștințele mele transcend ceea ce pot vedea în viața lor personală și înseamnă, de asemenea, că metoda este suficient de eficientă, chiar dacă mulți pot să nu fie de acord cu concluziile sau să emită judecăți diferite cu privire la acestea.

Capitolul 19: Observarea și judecata

Toată lumea are o părere, dar puțini știu despre ce vorbesc, așa că ceea ce cred majoritatea oamenilor este cu adevărat irelevant. În plus, ei se concentrează întotdeauna pe concluziile lor și, întrucât orice discuție este valabilă doar prin metoda observației, nu mă cert cu proștii. În schimb, îi las să se explice și le repet prostiile asupra cărora insistă și care nu au nicio corelație cu realitatea. Această metodă funcționează, cel puțin pentru a scoate la iveală starea lor psihiatrică, deoarece mulți proști aroganți și cu păreri greșite nici măcar nu-și dau seama că greșesc, deoarece sunt obsedați să aibă dreptate, iar acest lucru se datorează lipsei de stimă de sine. Și nu te poți certa cu cineva care are probleme de stimă de sine, pentru că își va apăra propria nevoie de a muri dacă trebuie, doar pentru a-ți dovedi că greșești. Niciodată nu cunoști pe toată lumea, așa că, în principiu, poți fi suspicios față de orice, dar poți face judecăți foarte bune pe baza acestor principii. Cel puțin așa i-am învățat pe studenții mei la cursurile mele de scriere academică. Aceasta este, de asemenea, metoda pe care am folosit-o timp de mulți ani pentru a transforma companii aflate în pragul falimentului în succese absolute prin metodele mele de consultanță.Dacă cineva nu este de acord cu mine și vrea să demonstreze că mă înșel, ar fi bine să aibă o experiență care să o susțină, iar până acum nu am văzut niciuna. Oamenii care sunt cel mai probabil de acord cu mine sunt cei care au cea mai mare experiență de viață în obținerea de rezultate.Proștii numesc această presupunere și diferențiere narcisism, iar oamenii inteligenți o văd pentru ceea ce este: Diferența dintre cei care cred că știu și cei care știu cu adevărat.De exemplu, am stat odată la o masă ascultând un american vorbind despre economie. Toată lumea era de acord cu el, dar tot ce spunea era greșit, așa că l-am corectat. Când am vorbit eu, doar proprietarul barului a fost de acord cu mine. Aceasta este diferența dintre succes și eșec. După acea seară, americanul nu a mai vrut niciodată să fie lângă mine sau să vorbească cu mine. Proprietarul a început să mă invite să vorbesc cu el mai des. Aceasta este diferența dintre un învingător și un învins: învingătorul învață; învinsul se supără când este contrazis.Contrar credinței populare, problemele lumii au mai puțin de-a face cu banii decât cu modul în care oamenii gândesc și acționează. Cu toate acestea, deoarece oamenii tind să fie iresponsabili, ei presupun că problemele lumii nu depind de ei și nu au nimic de-a face cu comportamentul lor. Adevărul este că calitatea vieții noastre este afectată de nenumărații oameni care îi înșeală, îi înșeală și îi insultă pe alții din cauza lăcomiei lor și a lipsei de empatie. De exemplu, în timp ce călătoream în Albania, am întâlnit un bărbat în vârstă care vindea fructe stricate. În ciuda dorinței mele de a-l ajuta, el a decis să mă înșele și mi-a cerut mult mai mult decât era rezonabil. După aceea, nu am mai cumpărat niciodată nimic de la el.În mod similar, multe persoane care lucrează în sectorul serviciilor nu au abilități de bază de comunicare și de rezolvare a problemelor. Odată am comandat suc proaspăt de portocale în Serbia, iar barista mi-a dat o cutie de suc. De asemenea, am comandat cafea, iar barista mi-a dat cafea rece în loc de cafea fierbinte într-un climat rece. Când am corectat greșeala, barista mai întâi m-a ignorat și apoi a devenit defensivă, chiar dacă eram un client plătitor. Am văzut același comportament în Filipine. Când au fost corectate, cele cinci femei din birou care au făcut greșeala au fost furioase și nu și-au cerut scuze. Filipine este un exemplu excelent al modului în care o națiune plină de retardați mintal și de escroci se va ruina economic. Această țară nu are viitor, nu pentru că este săracă, ci pentru că cetățenii săi au o mentalitate săracă. Nicio diplomă academică nu va schimba aceste aspecte culturale, lipsa de responsabilitate și lipsa de onestitate fiind cele mai grave. Calitatea locuinței este, de asemenea, o mare problemă atunci când se închiriază un apartament. Am experimentat cazuri în care am rezervat un apartament și mi s-a dat în schimb o cameră, în special în Macedonia de Nord. Pentru a înrăutăți lucrurile, dușul nu funcționa corespunzător, obligându-mă să fac dușuri reci pentru perioade lungi de timp. Am plecat după câteva zile și am cerut o rambursare, dar proprietarul a refuzat să îmi dea banii înapoi, iar compania americană care a făcut rezervarea a refuzat să se implice. Aceste cazuri justifică violența și crimele din lume. Așadar, nu sunt împotriva violenței, mai ales atunci când victima o merită. De asemenea, mi-am dat seama că majoritatea revoluțiilor sunt nu doar necesare, ci și urgente pentru a schimba direcția unei națiuni și cred că ar trebui să existe mult mai multe revoluții în lume. Problema este că majoritatea oamenilor sunt prea proști pentru a ști pentru ce luptă, ca în cazul britanicilor care organizează proteste rasiste împotriva imigranților și musulmanilor sau al multor oameni din SUA care luptă pentru dreptul de a forța alte persoane să fie vaccinate împotriva voinței lor. În general, am ajuns la concluzia că nivelul de ignoranță, abuz, lene și egoism din lumea în care trăim este alarmant și conduce restul populației într-o situație foarte dificilă, din care nu ne putem reveni decât cu violență. Oamenii își urăsc viața, dar atitudinile și abilitățile lor de comunicare reflectă faptul că ei contribuie la mizeria absolută în care a devenit această lume. Cei care cred că este mai bine să se concentreze pe aspectele pozitive și să nu se plângă sunt pur și simplu egoiști și ipocriți în abordarea lor față de realitate. Ei nu vor să fie responsabili pentru nimic, așa că pretind că sunt deasupra celorlalți cu o presupunere iluzorie despre ei înșiși. Adevărul este că oamenii sunt responsabili și pentru ceea ce continuă să atragă și să experimenteze printr-o metodă indirectă de influență numită valori culturale. Odată am fost întrebat de ce urăsc atât de mult anumite țări, iar eu am răspuns: Valorile voastre culturale sunt greșite! Oamenii se uitau la mine, neștiind ce să spună, pentru că oamenii judecă de obicei cu emoțiile lor, iar emoțiile lor sunt întotdeauna înclinate spre propriile interese. Ei habar nu au ce înseamnă să privești viața dintr-o perspectivă morală, ca un străin. Acest lucru mă aduce la o altă problemă comună: perspectiva egocentrică și reflectarea ei sub forma invidiei. Sau ideea că viața este nedreaptă pentru că unii au succes și alții nu. Acest lucru poate fi rezolvat prin studierea diferitelor perspective, ceea ce mintea egocentrică nu este, evident, interesată să facă. Oamenii sunt prea egocentrici pentru a empatiza și a asculta o altă persoană care nu este de acord cu ei. Ei sunt prea narcisiști pentru a le păsa și a se schimba.

Capitolul 20: Tehnologia și conștiința

Recunosc capacitatea tehnologiei de a ne ajuta să ne realizăm potențialul ca colectiv, însă nu toată lumea împărtășește entuziasmul meu pentru utilizarea acesteia în ceea ce privește efectele sale pozitive asupra conștiinței. În timp ce unii văd tehnologia ca pe o forță opresivă care amenință credințele spirituale sau ca pe un mijloc inovator de exprimare creativă, eu o văd diferit. Un domeniu în care tehnologia este extrem de promițătoare este inteligența artificială (AI). Inteligența artificială ne ajută să analizăm și să sintetizăm rapid informațiile, deschizând ușa către o mai mare creativitate. Dar tehnologia este doar o parte a ecuației, deoarece conștiința joacă un rol esențial în modul în care ne dezvoltăm potențialul creativ. Din păcate, mulți oameni rămân blocați în mentalitatea trecutului, în loc să profite la maximum de ceea ce viața are de oferit astăzi. De exemplu, deși prefer să ascult cărți decât să le citesc eu însumi, m-am confruntat cu critici din partea unor persoane care nu pot renunța la vechile moduri de gândire și nu pot accepta schimbarea pentru că refuză să asculte cărți dictate de o mașină și preferă să citească o dată la șase luni decât să asculte un audiobook în fiecare zi. Această atitudine creează un decalaj imens între două grupuri din societate: cei care se vor bucura de avantajele unui nou viitor și cei care vor rămâne blocați într-un trecut care nu mai oferă nicio valoare. Pentru a ne maximiza potențialul creativ, trebuie să adoptăm o viziune expansivă a conștiinței, care să recunoască toate posibilitățile infinite ale momentului prezent. Trebuie să scăpăm de convingerile învechite care împiedică progresul și, în același timp, să cultivăm o atitudine de deschidere către ceea ce se află dincolo. Banii ar trebui să joace un rol la fel de important în exprimarea creativă, dar prea adesea oamenii văd cărțile doar ca pe niște mărfuri care trebuie vândute pentru profit, pierzând adevăratul lor potențial ca vehicule pentru a transcende universul nostru fizic și pentru a experimenta ceva mai apropiat de a auzi un nemuritor spunând povești decât de a citi doar cuvinte. Așadar, atât tehnologia, cât și conștiința au un potențial incredibil de a ne ajuta să ne eliberăm puterile creative, dar numai dacă folosim aceste instrumente pentru a transcende vechile moduri de gândire și pentru a ne deschide către moduri de viață mai dinamice, inovatoare și fără limite. Numai atunci cred că putem realiza împreună lucruri incredibile. Este urgent să facem acest lucru, deoarece alternativa este o mare parte a societății care nu este doar incompetentă în multe privințe, ci și necalificată sub nivelurile minime ale ceea ce este considerat o ființă umană funcțională. Mi-am dat seama că există un nivel șocant de ignoranță în lumea de astăzi. Oamenii tind să vadă realitatea într-un mod binar, fie urmând mulțimea, fie luând parte la un anumit eveniment istoric. Acest lucru se întâmplă în ciuda faptului că majoritatea oamenilor caută informații fără a fi imparțiali din punct de vedere emoțional, ceea ce este o abilitate care poate fi dezvoltată prin anumite tehnici. Am descoperit că majoritatea oamenilor, inclusiv profesorii și elevii, nu știu să gândească. Gândirea necesită un proces de comparare a faptelor și a surselor, iar majoritatea oamenilor nu au cunoștințele sau imparțialitatea emoțională pentru a face acest lucru. Ei tind să vadă lucrurile în termeni binari, fără cale de mijloc. Pentru ei, este fie A, fie B, și cu asta basta. Dar nu așa funcționează lucrurile în lumea reală. Realitatea este complexă și uneori este greu să vezi evidența. Cu toate acestea, majoritatea oamenilor preferă să se complacă în fantezie decât să înfrunte adevărul și, atunci când se confruntă cu un război, aleg partea care le convine cel mai mult, cea care le aduce cele mai multe beneficii. Războaiele nu merită niciodată purtate. Nu trăim în Evul Mediu și nimeni nu profită de pe urma războaielor, cu excepția politicienilor și a traficanților de arme. Schimbarea de teritoriu înseamnă doar obținerea unui nou pașaport, dar oamenii din întreaga lume sunt obsedați de naționalitate. Iar un steag nu înseamnă nimic atunci când o țară este dominată de interese private care folosesc oamenii ca sclavi. În același timp, ar trebui să căutăm să ne conectăm cu oameni care gândesc la fel, care ne înțeleg și ne apreciază pasiunile. În acest proces, dobândim perspective valoroase asupra vieții care ne pot ajuta să creștem și să reușim.

Capitolul 21: Odiseea trezirii

Pe vasta pânză a vieții, ne sunt prezentate o multitudine de provocări și oportunități care ne modelează existența și ne definesc creșterea personală. Călătoria către o conștiință superioară nu este doar o ascensiune, ci o odisee transformatoare care necesită introspecție, reziliență și un spirit indomabil. Această călătorie este plină de adversități, dar prin aceste încercări ne descoperim adevăratul potențial și ne descoperim profunzimile ființei noastre.Căutarea dezvoltării personale nu este un efort solitar; ea este interconectată cu relațiile noastre, cu înțelegerea noastră a lumii și cu capacitatea noastră de a naviga prin complexitatea vieții. Îmbrățișând adversitatea ca pe un catalizator al schimbării, ne putem transforma greutățile în pietre de temelie care ne duc pe un teren mai înalt. Focul purificator al greutăților ne arde impuritățile, dezvăluind frumusețea și puterea spiritului nostru.Într-o lume în care domnesc adesea negativitatea și haosul, este esențial să înfruntăm și să combatem aceste forțe cu o determinare de neclintit. Dezvoltând strategii pentru a ne proteja spațiul mental și emoțional, putem cultiva un sanctuar interior care ne hrănește creșterea și ne protejează de efectele corozive ale negativității. Acest sanctuar devine o sursă de creativitate, permițându-ne să ne canalizăm vocea unică și să ne exprimăm sinele autentic. Călătoria către o conștiință superioară implică, de asemenea, înțelegerea frecvențelor energetice care ne pătrund în viață. Recunoscând și aliniindu-ne cu frecvențe mai înalte, ne putem ridica vibrația și atrage pozitivitatea în viața noastră. Această aliniere nu este un proces pasiv; ea necesită un angajament activ față de adevărul nostru interior și un angajament față de practicile holistice care ne hrănesc mintea, corpul și spiritul. Pe măsură ce navigăm prin complexitatea succesului, trebuie să rămânem vigilenți față de forțele insidioase ale invidiei și urii care însoțesc adesea realizarea. Adevăratul succes nu se măsoară prin validare externă, ci prin puterea de transformare pe care o are în viața noastră. Este o călătorie care necesită reziliență, adaptabilitate și un angajament neclintit față de dezvoltarea noastră personală. În marea tapiserie a vieții, noi nu suntem fire izolate, ci ființe interconectate, fiecare având un rol unic de jucat. Îmbrățișarea diversității și încurajarea unei atitudini de acceptare și înțelegere sunt fundamentale pentru evoluția noastră colectivă. Prin celebrarea bogăției diversității umane, putem crea o lume mai armonioasă și mai plină de compasiune. Viitorul omenirii este incert, dar stă în puterea noastră să creăm un viitor mai bun. Înfruntând provocările viitoare cu curaj și determinare, putem să ne croim o cale care să ne conducă la împlinirea personală și la iluminarea colectivă. Călătoria către o conștiință superioară nu este o destinație, ci un proces continuu de creștere, autodescoperire și trezire spirituală. În cele din urmă, sensul vieții nu se găsește în acumularea de bogății sau în căutarea validării externe. Ea este descoperită în profunzimile ființei noastre, în momentele de introspecție și autoreflecție care ne dezvăluie adevărata esență. Îmbarcându-ne în călătoria de dezvoltare personală și de trezire spirituală, putem debloca potențialul infinit din noi și să ne creăm o viață plină de scop, împlinire și conexiune profundă cu universul.

Glosar

Adversitate: Provocări sau dificultăți întâlnite în viață care servesc, de obicei, drept catalizatori pentru creșterea personală și descoperirea de sine.Aliniere: Procesul de armonizare a gândurilor, acțiunilor și energiilor unei persoane cu frecvențele superioare și principiile spirituale.Autoperfecționare: procesul de îmbunătățire a calităților, abilităților și cunoștințelor personale ale unei persoane pentru a obține o mai mare împlinire și succes în viață.Bunăstare: O stare de sănătate și fericire fizică, mentală și emoțională, obținută de obicei prin practici holistice și dezvoltare personală.Conștientizare: Conștientizarea propriilor gânduri, sentimente și a mediului înconjurător, precum și a dimensiunilor spirituale și energetice mai largi ale existenței.Creativitate: Capacitatea de a genera idei, expresii sau soluții inovatoare, adesea bazate pe adevărul interior și perspectiva unică.Trezire spirituală: O schimbare profundă a conștiinței care implică recunoașterea adevăratei naturi și a conexiunii cu Divinul, ducând la transformare și iluminare personală.Diversitate: Varietatea de experiențe, culturi și perspective umane care îmbogățesc înțelegerea noastră colectivă și promovează acceptarea și înțelegerea.Frecvențe energetice: Energiile vibraționale care ne pătrund în viață și ne influențează bunăstarea mentală, emoțională și fizică. Negativitate: gânduri, emoții sau energii dăunătoare sau distructive care pot împiedica creșterea și bunăstarea personală. Regresia vieților trecute: O tehnică terapeutică care implică explorarea amintirilor și a experiențelor din viețile trecute pentru a obține informații despre viața actuală a unei persoane și pentru a facilita vindecarea. Reziliență: capacitatea de a recupera sau de a se adapta la adversitate, de a menține o perspectivă pozitivă și de a continua să crească în ciuda provocărilor. Sănătate holistică: O abordare a bunăstării care ia în considerare interconectarea dintre minte, corp și spirit și subliniază importanța abordării tuturor aspectelor ființei umane. Succes: Realizarea obiectivelor și aspirațiilor unei persoane, care implică adesea dezvoltare personală, reziliență și capacitatea de a depăși provocările în mod eficient. Transformare: o schimbare sau alterare semnificativă a perspectivei, comportamentului sau conștiinței unei persoane, care conduce de obicei la dezvoltare personală și trezire spirituală. Vibrație: frecvența energetică sau starea de a fi a unei persoane, care îi influențează gândurile, emoțiile și bunăstarea generală.

Cerere de recenzie de carte

Dragă cititorule,

Îți mulțumim că ai cumpărat această carte! Mi-ar plăcea să primesc vești de la dumneavoastră. Scrierea unei recenzii de carte ne ajută să ne înțelegem cititorii și, de asemenea, influențează deciziile de cumpărare ale altor cititori. Opinia dumneavoastră este importantă. Vă rugăm să scrieți o recenzie de carte! Bunăvoința dumneavoastră este foarte apreciată!

Despre autor

Dan Desmarques este un autor de renume, cu un palmares remarcabil în lumea literară. Cu un portofoliu impresionant de 28 de bestselleruri pe Amazon, inclusiv opt bestselleruri numărul 1, Dan este o figură respectată în industrie. Bazându-se pe trecutul său de profesor universitar de scriere academică și creativă, precum și pe experiența sa de consultant de afaceri experimentat, Dan aduce o combinație unică de expertiză în munca sa. Perspectivele sale profunde și conținutul său transformator se adresează unui public larg, acoperind subiecte atât de diverse precum creșterea personală, succesul, spiritualitatea și sensul profund al vieții. Prin intermediul scrierilor sale, Dan îi împuternicește pe cititori să se elibereze de limitări, să-și elibereze potențialul interior și să pornească într-o călătorie de autodescoperire și transformare. Pe o piață competitivă de auto-ajutorare, talentul excepțional și poveștile inspirate ale lui Dan fac din el un autor de excepție, motivându-i pe cititori să se implice în cărțile sale și să pornească pe calea creșterii și iluminării personale.

Despre autor

Scris tot de autor

1. 66 Days to Change Your Life: 12 Steps to Effortlessly Remove Mental Blocks, Reprogram Your Brain and Become a Money Magnet

2. A New Way of Being: How to Rewire Your Brain and Take Control of Your Life

3. Abnormal: How to Train Yourself to Think Differently and Permanently Overcome Evil Thoughts

4. Alignment: The Process of Transmutation Within the Mechanics of Life

5. Audacity: How to Make Fast and Efficient Decisions in Any Situation

6. Breaking Free from Samsara: Achieving Spiritual Liberation and Inner Peace

7. Breakthrough: Embracing Your True Potential in a Changing World

8. Christ Cult Codex: The Untold Secrets of the Abrahamic Religions and the Cult of Jesus

9. Codex Illuminatus: Quotes & Sayings of Dan Desmarques

10. Collective Consciousness: How to Transcend Mass Consciousness and Become One With the Universe

11. Creativity: Everything You Always Wanted to Know About How to Use Your Imagination to Create Original Art That People Admire

12. Deception: When Everything You Know about God is Wrong

13. Demigod: What Happens When You Transcend The Human Nature?

14. Discernment: How Do Your Emotions Affect Moral Decision-Making?

15. Design Your Dream Life: A Guide to Living Purposefully

16. Eclipsing Mediocrity: How to Unveil Hidden Realities and Master Life's Challenges

17. Energy Vampires: How to Identify and Protect Yourself

18. Fearless: Powerful Ways to Get Abundance Flowing into Your Life

19. Feel, Think and Grow Rich: 4 Elements to Attract

Success in Life

20. Find Your Flow: How to Get Wisdom and Knowledge from God

21. Hacking the Universe: The Revolutionary Way to Achieve Your Dreams and Unleash Your True Power

22. Holistic Psychology: 77 Secrets about the Mind That They Don't Want You to Know

23. How to Change the World: The Path of Global Ascension Through Consciousness

24. How to Get Lucky: How to Change Your Mind and Get Anything in Life

25. How to Improve Your Self-Esteem: 34 Essential Life Lessons Everyone Should Learn to Find Genuine Happiness

26. How to Study and Understand Anything: Discovering The Secrets of the Greatest Geniuses in History

27. Intuition: 5 Keys to Awaken Your Third Eye and Expand Spiritual Perception

28. Legacy: How to Build a Life Worth Remembering

29. Master Your Emotions: The Art of Intentional Living

30. Mastering Alchemy: The Key to Success and Spiritual Growth

31. Metanoia Mechanics: The Secret Science of Profound Mental Shifts

32. Metamorphosis: 16 Catalysts for Unconventional Growth and Transformation

33. Mindshift: Aligning Your Thoughts for a Better Life

34. Mind Over Madness: Strategies for Thriving Amidst Chaos

35. Money Matters: A Holistic Approach to Building Financial Freedom and Well-Being

36. Religious Leadership: The 8 Rules Behind Successful Congregations

37. Reset: How to Observe Life Through the Hidden Dimensions of Reality and Change Your Destiny

38. Resilience: The Art of Confronting Reality Against the Odds

39. Raise Your Frequency: Aligning with Higher Consciousness

40. Revelation: The War Between Wisdom and Human Perception

41. Singularity: What to Do When You Lose Hope in Everything

42. Spiritual Warfare: What You Need to Know About

Overcoming Adversity

43. Starseed: Secret Teachings about Heaven and the Future of Humanity

44. Stupid People: Identifying, Analyzing and Overcoming Their Toxic Influence

45. Technocracy: The New World Order of the Illuminati and The Battle Between Good and Evil

46. The 10 Laws of Transmutation: The Multidimensional Power of Your Subconscious Mind

47. The 14 Karmic Laws of Love: How to Develop a Healthy and Conscious Relationship With Your Soulmate

48. The 33 Laws of Persistence: How to Overcome Obstacles and Upgrade Your Mindset for Success

49. The 36 Laws of Happiness: How to Solve Urgent Problems and Create a Better Future

50. The Alchemy of Truth: Embracing Change and Transcending Time

51. The Altruistic Edge: Succeeding by Putting Others First

52. The Antagonists: What Makes a Successful Person Different?

53. The Antichrist: The Grand Plan of Total Global Enslavement

54. The Art of Letting Go: Embracing Uncertainty and Living a Fulfilling Life

55. The Awakening: How to Turn Darkness Into Light and Ascend to Higher Dimensions of Existence

56. The Egyptian Mysteries: Essential Hermetic Teachings for a Complete Spiritual Reformation

57. The Dark Side of Progress: Navigating the Pitfalls of Technology and Society

58. The Evil Within: The Spiritual Battle in Your Mind Deception: When Everything You Know about God is Wrong

59. The Game of Life and How to Play It: How to Get Anything You Want in Life

60. The Hidden Language of God: How to Find a Balance Between Freedom and Responsibility

61. The Most Powerful Quotes: 400 Motivational Quotes and Sayings

62. The Secret Beliefs of The Illuminati: The Complete Truth About Manifesting Money Using The Law of Attraction That is Being Hidden From You

63. The Secret Empire: The Hidden Truth Behind the Power Elite and the Knights of the New World Order

64. The Secret Science of the Soul: How to Transcend Common Sense and Get What You Really Want From Life

65. The Spiritual Laws of Money: The 31 Best-kept Secrets to Life-long Abundance

66. The Spiritual Mechanics of Love: Secrets They Don't Want You to Know about Understanding and Processing Emotions

67. The Unknown: Exploring Infinite Possibilities in a Conformist World

68. The Narcissist's Secret: Why They Hate You (and What to Do About It)

69. Thrive: Spark Creativity, Overcome Obstacles and Unleash Your Potential

70. Transcend: Embracing Change and Overcoming Life's Challenges

71. Uncompromised: The Surprising Power of Integrity in a Corrupt World

72. Unacknowledged: How Negative Emotions Affect Your Mental Health?

73. Unapologetic: Taking Control of Your Mind for a Happier and Healthier Life

74. Unbreakable: Turning Hardship into Opportunity

75. Uncommon: Transcending the Lies of the Mental Health Industry

76. Unlocked: How to Get Answers from Your Subconscious Mind and Control Your Life

77. Your Full Potential: How to Overcome Fear and Solve Any Problem

78. Your Soul Purpose: Reincarnation and the Spectrum of Consciousness in Human Evolution

Despre editor

Această carte a fost publicată de Editura 22 Lions Publishing.

www.22Lions.com